心靈工坊 PsyGarden

*Living*

直探宇宙隱藏的跳動
承受如夢召喚的牽引
走過遠方驚喜的記憶
迎向生命更深的信息

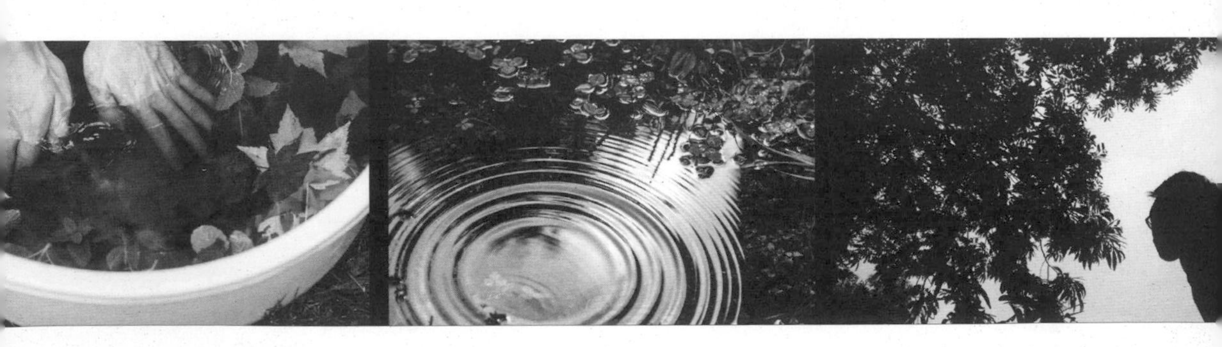

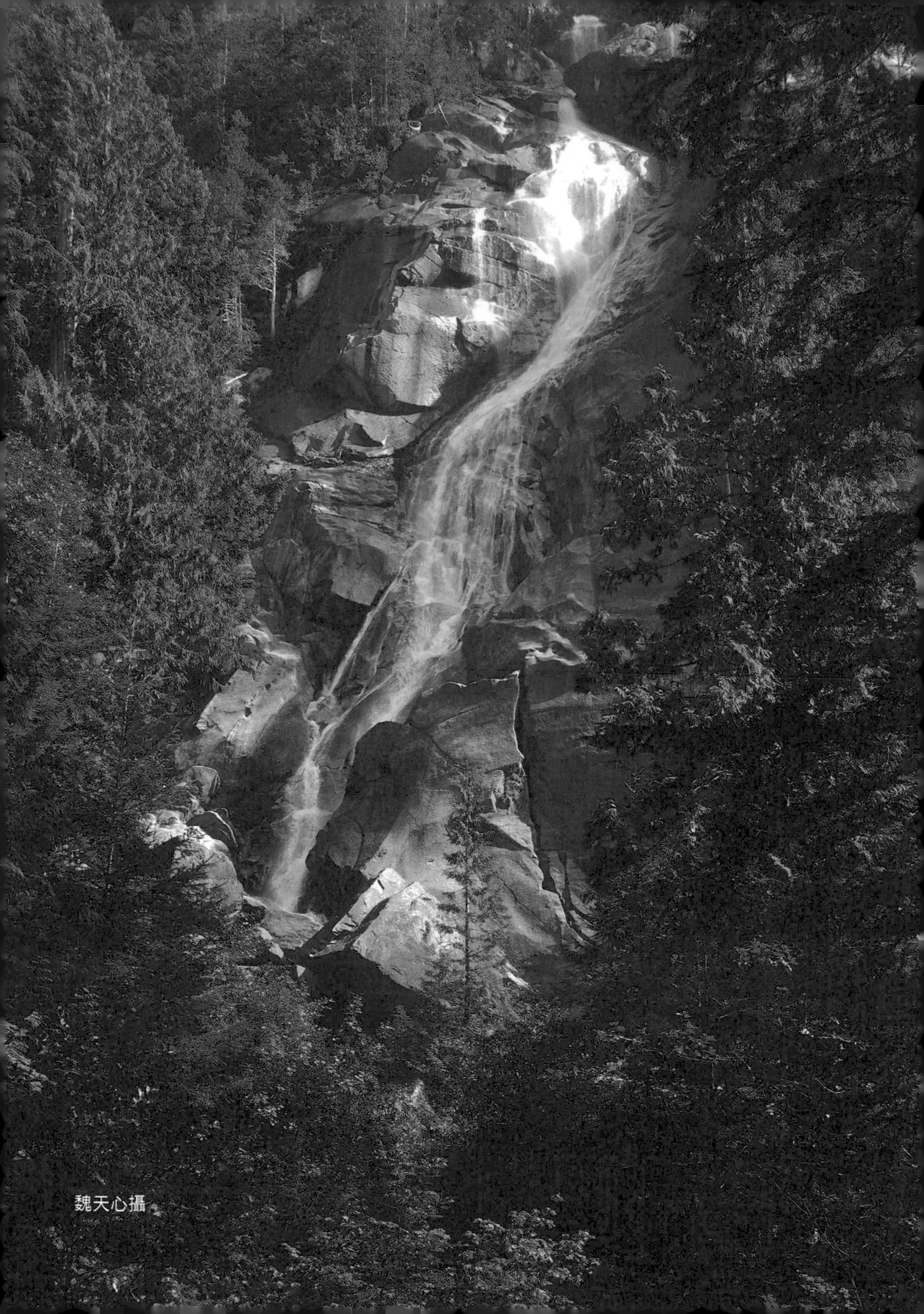

魏天心攝

# 森林益康

## 森林療癒的神奇力量

The Healing Power of Forests

作者　林一真

# 目錄 contents

# 目錄 contents

推薦序一

# 森林的詮釋者

上原巖
日本東京農業大學教授

林一真教授在台灣出生。長久以來，上天就賜予台灣這個島國大自然豐厚的恩惠。尤其是台灣森林擁有非常多的樹種和生態系統，台灣人也因此長期享受森林的好處。就如同有多樣的樹和森林一樣，這個美麗的國家有許多原住民和部落。他們和大自然共生。食物、水、醫療和家具都來自大地。古早時候沒有醫院，大自然森林就是醫院。如果有人生病或受傷，原住民知道有些天然的藥可以療癒身體。醫療的祕訣一代又一代傳授下來。

然而，時至今日，人為的文化興盛，並且控制了人類生活。在社會結構、日常生活和醫療結構等，生活中的各個元素裡，我們遠離了自然，過著人工化的生活型態。這種生活型態中，人類的不快樂已經越來越明顯了。

例如，目前罹患憂鬱症、失眠或糖尿病等疾病的人越來越多。這些是現代人工生活型態所產生的典型疾病。雖然，人類是創造人工世界的動物，但我們畢竟是大自然的生物。因此，保持和大自然母親的關係是很重要的。

林教授接受挑戰，想要和大自然保持美好的關係。為了這個目標，她起先推動園藝療法。近年來，園藝療法已經受到重視，逐漸

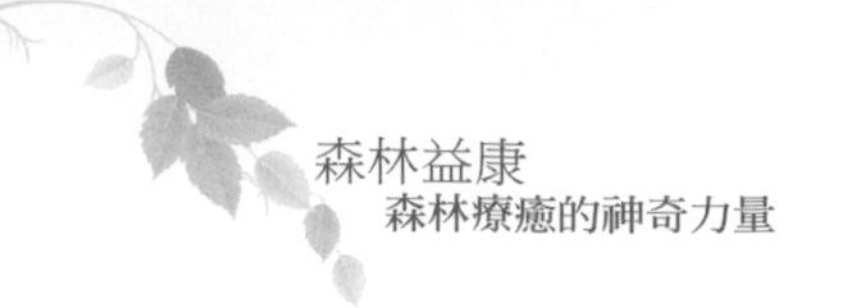


風行。園藝療法可以幫助人輕易地整合熟悉的自然環境和自己。林教授也運用園藝療法來創造人和人美好的關係。

不但如此，台灣擁有豐富的自然資源。大自然是動態而深邃的，這表示台灣現在還有很大的未知潛力。尤其台灣森林是富有療癒潛力的根源，可以幫助療癒疾病，並且調整我們目前人工都會化生活的方式。

林教授看見台灣森林是新的療癒天地、療癒祝福的泉源，是上天賜予我們健康的大地母親。她長年關懷人和教導學生的經驗，對森林新境界會有很大的助益。是的，森林療法會是林教授接下來的目標和希望。

台灣和日本都是島嶼之國。這兩個國家都有可以自己珍惜的自然和文化。氣候、植物、生活方式，甚至神話、風俗都很相似。我們也有很強韌的歷史聯結。森林療法不只會療癒我們自己，也會療癒我們兩個島嶼國家的情誼。森林沒有話語，但它很了解我們人類。我相信林教授會是森林很好的詮釋者。

推薦序二

# 擁抱人類的故鄉——森林

林鴻忠

前林務局羅東林區管理處 處長（2002-2013）

國立宜蘭大學森林暨自然資源學系兼任教授

悶熱的夏天，汗流滿身趕著通往上班的路途中，十字路口的交通號誌轉為綠燈，身旁如螞蟻雄兵般的機車、汽車急駛而過，排放的廢氣迎面撲來，縷縷難聞的味道及煩躁緊張的心情油然而生。常年住在高樓大廈、步調緊湊、精神緊蹦的都市人，開始嚮往大自然。若能在森林中短暫停留或小住幾天，在充滿綠意的環境裡，只要氣定神閒，彷彿就能夠置身於翠堤春曉的森林圓舞曲中跳著輕快的舞步，或者有如走進童話故事裡一般；心情平靜，自然會往美好的地方去想，試著把眼睛閉起來，好好想一想，你希望看到什麼東西？幻想什麼？或許都會讓你美夢成真！

人原是森林中成長的動物，原始人類都是在森林中生活，因此我們體內存有生活於森林環境的遺傳因子。當人體在森林中，自然能釋放壓力，回復原有的步調和節奏，而豐富多樣的生態，也能幫助人類恢復本性。找一處寧靜的場所或漫步在步道中，讓微風拂過臉龐，陽光從交錯的樹葉間透入，聆聽蟲鳴鳥叫及瀑布溪流與石頭撞擊的自然樂章。在這樣的環境，能讓人心緒為之澄明、舒緩，往往可以卸下心房，開始與同行者傾吐心聲，這就是增進瞭解與溝通

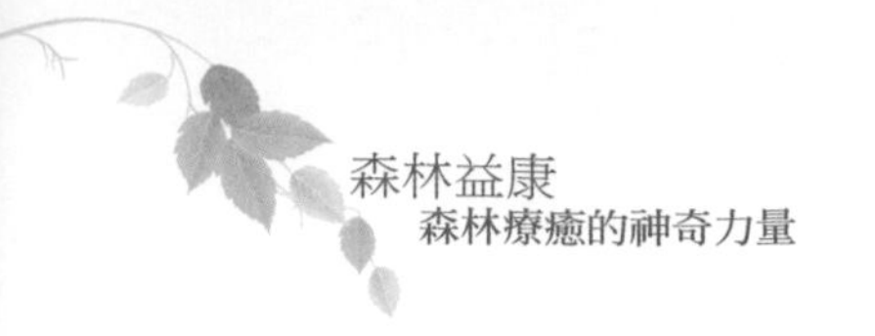


的好時機。

隨著社會勞動省力化，交通與通訊的急速發展，因運動不足而產生了許多文明病。或許你會抽出時間在操場跑步，但空氣污染、噪音難忍，會不會得到運動健身的預期效果？很難相信！倘能走入森林，步道彎曲及高低起伏，樹根與石塊成為最天然的腳底按摩，漫步落葉土徑為主的天然地毯，將會逐漸產生韻律感與興奮感；用鼻子嗅嗅看，植物散發出來的氣體，都是很清香的，許多治病的藥材都是從森林裡不同的植群中提煉出來的，所以直接吸取這些天然氣體，應該對身體有所助益。

羅東林區管理處致力於推廣森林益康，目的在於提供科學的數據，鼓勵民眾走入森林，提升健康，這也是新林業的里程碑。2010年因緣際會，與馬偕醫學院合作，研究團隊中的林一真教授結合了申永順、廖天賜等教授，於是醫學、心理、森林等領域的學者在太平山觸發了火花。從2010到2012年連續三年，在海拔2000公尺的太平山原始林步道及海拔500公尺的鳩之澤步道，團隊進行人體實證研究，建立十四項生理指標及三項心理量測指標，分別調查林相、溫度、濕度、氣壓、和負離子，評估在不同海拔的森林環境和民眾生理與心理反應的關聯性，此結果初步支持：森林步行及冥想後，參與者身心健康都得到提升。森林活動有調節自律神經的生理效益，和減少負向情緒及身心不適感的心理效益。2014年國立中興大學森林學研究所陳奐存研究生，在林一真教授及廖天賜教授指導下，以惠蓀林場的森林環境、臺中都市綠帶及都市街道做對照，施行森林益康的效益比較，經實測證明森林優於都市綠帶，並以「漫步於不同綠境對人體生理效益之影響」通過碩士論文口試。

本人擔任處長十年任內，規劃整建轄區23條自然步道。步道非新開闢，而是在既有的古道、獵徑、早期工作步徑中，評估其景觀、生態、文化等價值性，採生態工法，以就地取材，輔以自然材料，循著環境地形，在排水及安全的考量下，因地制宜進行設計。自然步道，絕對看不見水泥地、花崗石，盡可能維持自然原貌；步道內不設公廁、垃圾桶；禁止攜帶寵物進入，避免和野生動物互相感染；並以社區林業計畫，訓練社區解說員及管理通報方式。社區型自然步道規劃整建，社區民眾全程參與，並提供意見及當地的人文故事，做為編寫解說的題材；步道完成後則由社區認養管理。林一真教授認為「森林益康是指經由人在親近或觀賞森林時，增進個人身體、心理及靈性健康並促進社區文化和環境生態發展的歷程。」羅東林管處各項措施與其所下的定義不謀而合。

森林有清新的空氣、調和的色彩、自然的芬芳、寧靜的環境，在美學、教育、文化、心理、生理及娛樂上，有難以計量的價值。對於未來發展台灣的森林益康，我們期盼可由醫學、心理學、社會學和森林學跨領域相互合作，繼續有系統地在台灣各區展開進一步的實驗研究，建置基本資料及各項量測指標，舉辦森林益康活動，培訓森林益康輔導及解說人才，逐步在國家森林遊樂區設置益康中心等。

馬偕醫學院林一真教授原為園藝療法的專家，近年來更專注於森林益康的研究，用心蒐集國內外相關文獻，考察日本各地的森林益康場所及訪問相關研究學者，欣見她的研究成果及心得記錄匯集成書，也是台灣首版經過實驗，提出研究數據的森林益康書籍，此將引領國人樂於走入人類的故鄉——森林，共同擁抱健康！

推薦序三

# 與森林的另類邂逅

申永順

馬偕醫學院全人教育中心副教授

當心宜主編將一真老師大作初稿寄到學校，我一邊捧讀熱燙的文稿，一邊思緒就不自覺地飛回到2010-2012年間，那段與一真老師、中興大學森林學系廖天賜老師等好友們，一起執行林務局羅東林管處為期三年森林益康研究計畫，往來台北與宜蘭、奔馳在山林間的日子，真是充滿挑戰的難忘回憶。

身為一真老師的同事及研究夥伴，臨此一真老師新書付梓之際，受邀為此在國內相似領域中少見的大作書寫序言，個人著實深感榮幸及與有榮焉；與一真老師共同執行前述計畫期間，從內容構思與規劃、研讀文獻報告、研訂分析模式、穿梭山林量測、無數次開會討論、接受進度審查與答詢，及成果展現等過程，個人與一真老師有相當密切的互動，對於她治學的嚴謹、研究的執著，以及對人與自然的愛，印象十分深刻；如今要將數年來研究累積的心得彙整成書，嘉惠社會及民眾健康，心中對她真是由衷的感佩！

有關本書發展與撰述的部分背景與緣起，一真老師已在她的自序中說明，我在此就不在贅述。身為大師的跟隨者，在此希望可以從跟隨的腳蹤與凝望的背影中，分享我對她在益康森林研究行旅中的觀察，以及對本書主題益康森林的微薄淺見。

感性與理性兼具的一真老師，在本書中爬梳的不僅有著對國內外森林益康研究與發展歷史綜觀的說明，以及對各項生理、心理及環境指標之學理與概念模式、林場規劃準則等作系統性的論述，並在字裡行間穿插個人感性的體悟與心語，配襯以相得益彰的《聖經》經文與名家新詩，大大豐富本書的內容與展現方式，也增加其可讀性。讀者在展讀之間，不僅能夠有效地吸收益康森林的新知，也必定會在她流暢的文筆中，感受到如撲面清風的溫柔、親切輕快的自在，仿如與作者促膝而坐，聆聽她款款述說對自然、森林及人的厚厚情意。

國內森林產業開發之政策目的，從早期以經濟發展為出發的民生需求，進入到引介國民進入森林，享受休閒觀光的自然福祉，直至當前欲以自然醫學與預防醫學之精神，運用自然資源，推動益康森林的研究與發展，以促進國民健康，此對於面臨社會老年化及精神疾病日趨嚴重的我國，具有相當重要的政策提升意義。意即，與其耗費大量的健保診療資源，不如更積極宣導森林益康活動對於國民健康的益處，預防勝於治療，古有明訓。我國雖然在森林益康整體的研究與發展腳步較先進國家為遲，目前政府推動的力道也還很薄弱，但在方向上的確是符合國際潮流，非常值得各界鼓勵與期待。

拜讀一真老師的大作後，個人認為本書內容至少有以下三點特色：

一、參採國際學者論見，將森林益康之定義與內涵，以「保養、休養、治療」三階段連續歷程的直線發展方式加以分類與說明，不僅可以有助初次接觸此議題的讀者建立整體縱觀，也利於後續對此領域有興趣的跟進者，明確定位研究與應用之對象與目

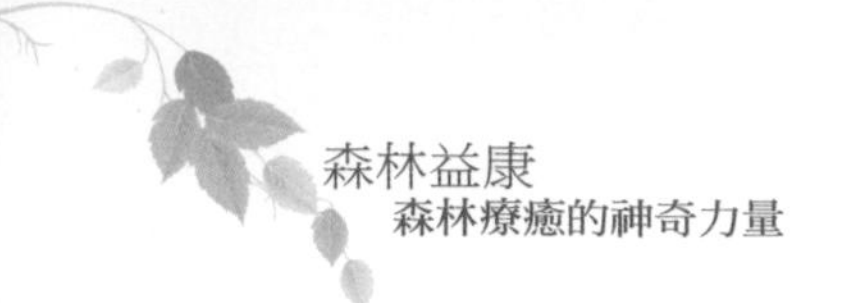


的。

二、回顧並彙整森林益康發展歷史中最重要研究者及其論述與倡議，並記述作者與當今國際益康森林一流學者間的對話與互動，將我國益康森林的研究與國際發展脈絡相連結，並指引未來可資應用的領域（如諮商輔導及精神疾病等），以及後續推動的展望（如啟動先導型實務及人才培育等）。

三、有系統地介紹森林益康研究系統中的各類量測指標類別與定義、林場的選擇與建置原則、步道與設施設計實務，並以太平山實測研究為例，實際說明量測工具、方案設計、執行步驟，以及在不同海拔暨場域的試驗結果，引導讀者將理念的建構進入實際且具體的應用中。

以自己所受的工程專業背景觀之，個人認為森林益康的研究系統中之變數不僅相當複雜而且較難以調控，這些因子包括如森林（如林相與林種等）、場地規劃（如步道、設施等）、人（如健康、亞健康及患病者等）、活動／方案（如冥想、溫泉等），以及環境（如負離子、芬多精、海拔、氣壓及溫濕度等），如何進行有效的設計實驗、執行測試及結果研析等，事實上都有相當的難度，是一件令人想起來就頭皮發麻的巨大工程。除了需要更多跨領域的學者專家們一起努力建構研究基礎及人才培力外，更需要政府單位長期的政策支持與資源挹注，才能盡其工。

今（2016）年2月19日有臺灣大學森林學系袁孝維主任、余家斌教授、林務局長官，以及國內知名的森林步道與景觀設計師呂兆良老師等學者專家蒞校參訪。當天大家在晚餐後相約「續攤」，直奔本校學人宿舍闢室暢談，盍各言爾志地分享個人對國內未來推動森林益康政策的願景與看法，並討論執行方向及倡議推動學術性社團等。每個人的熱情在微暈的燈光下、美酒的酣醺中灼燒起來，這英雄論劍、豪情匯聚的一夜，真是令人激昂難忘！

一真老師忙完研究計畫及出書後，不久還要繼去（2015）年前往日本參訪的行程後，與森林益康領域的專業先進們一起至森林益康研究的發源國德國研習，為我們帶回更多有利國民身心健康的新知及保貴資訊，與國內關心森林益康發展的大家分享。我們且用祝福與期待的心拭目以待、靜候佳音，並願與一真老師及其他先進們共同努力，鼓勵更多國人走進森林，參與益康森林活動，擁抱自然，享受健康。

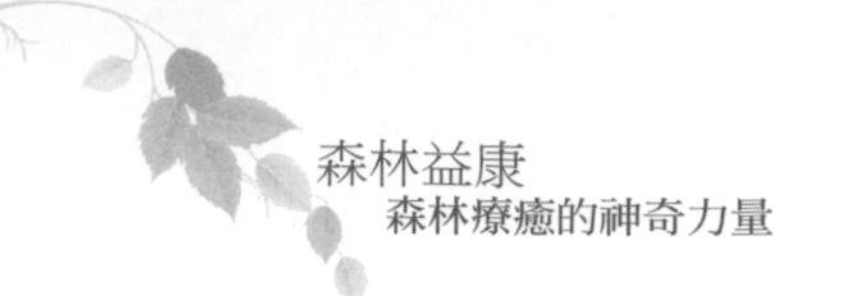


推薦序四

# 以「眼、耳、鼻、口、手、心」體會森林的美好

廖天賜
中興大學森林學系副教授

一真教授的大作《森林益康》終於要和大家見面，從規劃到定稿總讓人望穿秋水，此時個人有幸能先睹為快，不亦樂乎。拜讀之際，眼簾卻映出一幕幕個人和森林間互動的往事，四十餘年來有說不完的故事，其中與森林益康的記憶，摘錄數則於下。

其一，大二時搭車到老師的林場幫忙植樹，下車後還需走一段上坡的林道。那時剛好也有一位老伯也要上山，一路走著老師同時介紹那位老伯給我認識，老師說這位老先生已高齡七十好幾，從外表看起來老先生雖有些黝黑，但皮膚光潤，身材結實且健步如飛，我這個二十鋃鐺歲的小伙子在後面趕得前氣接不上後氣。此時，我在內心萌生一個念頭：住在山中的人比較健康。其二，畢業後在林業試驗所的分所上班，環境山明水秀，一次有兩對住台北的朋友來訪，他們的夫人一位有偏頭痛，另一位結婚多年都沒結果。他們住了一星期後回去，捎來訊息說偏頭痛的不痛了，之前沒結果的也有喜了。這又讓我多了一個啟示：在森林中休養有意想不到的效益。

之後回到母系服務，適逢惠蓀林場開啟遊樂事業，接著恩師林文鎮博士從日本引進「森林浴」觀念進台灣，並且到全國各森林遊樂區推展，一波波的引進新觀念、新思維。在他公職畢業前，又推出森林美學，並親自回到母系開授森林美學課程，個人躬逢其盛，且在林博士座下學習這些新思想。其中林博士特別強調森林對人的功能除了環境綠美化、休閒遊樂、自然教育之外，最重要的功能要提升到國民健康與陶冶性靈。這樣的思維，也在2002年時個人到日本研修時，參與研究室主辦的青少年夏令營，當活動進行到登高山行程的前一天，全體師生一同拜訪當地的禪寺，並聆聽住持高僧的開示與祈福，高僧勉勵大家要敬畏大自然，且在親近大自然時要用「六到」深入體驗。仔細聽其說明，才恍然大悟，平常我們都強調用五感去體驗大自然（亦即是五到：眼、耳、鼻、口、手），靈修的人講求第六到的「心到」，一語點醒夢中人。

個人自從事森林教學研究以來，有這麼多的機會接觸、體驗森林的益處，可惜過去研究環境的閉塞難以跨領域交流合作，直到跟隨一真老師學習，才讓我突破這個藩籬進入森林益康的大門，並且在她大力的協助之下完成指導研究生的工作，內心充滿感激。今次一真老師大作完成，要我寫這篇序文，個人只有自不量力，全力以赴，以推薦國內第一本森林益康的專著。這本書不但有理論基礎，更有實證，筆觸又那麼平易近人，讀起來很容易讓人心領神會，雖非專業人士也可以很快體會書中的精華。最重要的是，如果能身體力行去實踐，身心一定可以得以充分的舒展，感受到幸福，這也是個人讀後心得，與大家分享。

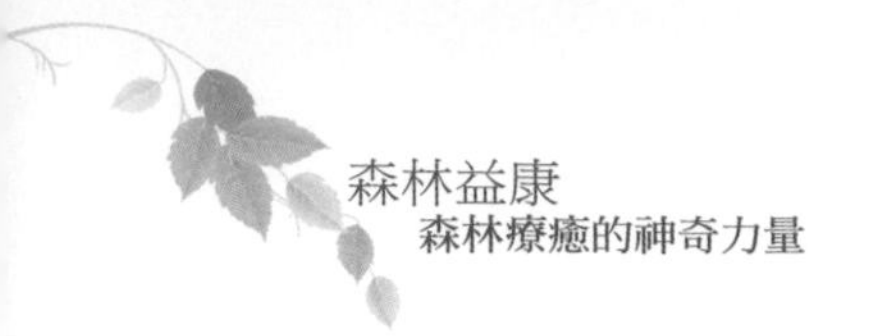



## 推薦語

2008年秋，一場美麗的森林旅行源自意外。時間太緊迫，一真老師拖著一卡拉鍊壞掉的旅行箱上飛機，上頭用一朵大蝴蝶結綑綁著。但這場意外，卻衝撞出台灣未來森林益康的夢想藍圖。

而一真老師是夢想實踐者，如那只大蝴蝶，飛舞在原始森林的樹梢上、露珠下或野花草叢中，最後停駐在迷亂的靈魂身旁。一切只為了喚醒它們，帶它們走入森林，讓靈魂回家。

邱惠玲

（行政院農業委員會林務局羅東林區管理處秘書兼秘書室主任）

森林是我們的大地母親，輕柔的滿足、安慰我們的身心靈。一真老師的書，清楚道來森林益康的發展與脈絡，而婉約的用字遣詞，似乎也讓我們感受到了滿滿縈繞的芬多精和負離子。讀這本書，非常療癒！

袁孝維

（臺灣大學森林環境暨資源學系主任）

自序

# 森林，我回來了！

親近森林，對我來說，是回家和母親相逢。

總是聽人說：「台灣四面環海」，但是我這一代的人很少被鼓勵去親水。事實上，我們許多人是怕水的。也常聽人說：「台灣有六成的土地覆蓋著森林」，但是森林似乎多在山上，先是原住民生活在其中，後來歸林務局管。我這姓「林」的台南女兒穿梭在都會、農田和花圃之間，卻少有長久的森林體驗。

記憶中接近樹林，勉強來說，是小的時候父親帶我們去關子嶺。台南市民族路教會開辦夏季學校，我們在一個斜坡上邊走邊唱詩歌，路邊有些香蕉樹，晚餐還有炸香蕉的菜餚，但是記憶裡的樹不多。倒是關子嶺的泥漿溫泉熱騰騰，父親有空會帶我們去洗。這成了珍貴的童年回憶，是我遭遇困頓時堅信「爸媽在乎我，帶我去洗溫泉」的支持力量。也是我後來在陽明大學引進溫泉搭配諮商的啟蒙吧！

記得有一位經歷憂鬱的學生，我除了陪他就醫，也邀請他的父母親同遊陽明山。在國際大旅社，父子洗男湯，母親洗女湯。浴後全身酥麻，父子一起呼呼大睡。母親側躺著，手拄著頭看著夫兒，盈盈微笑。而我在角落低頭趕寫國科會計畫的研究報告，一面欣賞這一幅天倫美圖。目前這位學生已成了很好的醫師，經常默默幫助

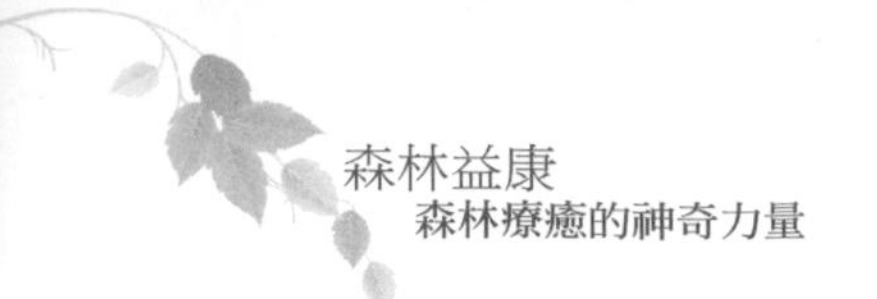


弱勢。那時候，我一點都不知道德國早就已經發展「溫泉治療」。只知道自己無論在台灣、日本、美國或紐西蘭，一聽到有溫泉，都無法抗拒地想飛奔而去，全身全心浸在如羊水般的溫泉裡，彷彿重回父親的懷抱和母親的子宮。

父母親在緊湊的工作之餘，會在家裡的天井院子種花。到現在我還會常常想起一家大小和鄰居屏息守候曇花綻開的專注神情。走出房子的四面牆，開始進入森林，應是中學到阿里山看神木。清晨四點起床，爬坡穿過林間小道去看日出。一群人在雲海前默默守候，等到霞光四照的朝陽升起，但對森林印象不深。比較深刻的森林經驗是爸爸中風復原後和我們去溪頭，賞孟宗竹、嚐竹筍餐，珍惜骨肉同遊的親情。另外，台南公園裡有許多大樹，生病療養中的媽媽有時會到公園裡休息。

至於在大樹下散步和談心，陪伴人發揮能力解決問題、提升健康，可以追溯到1973年。我在台南市金城國中擔任指導活動老師，負責推動學校諮商輔導工作。有一個學生遇到考試時會半身麻痺。我請她接受醫生檢查，找不到生病的原因以後，就邀請她在學校的操場一起慢慢地走路，在跑道外的樹蔭下休息一會，靜靜看著藍天白雲，偶爾聊幾句話，並不特別強調她的身體不適。一段時間後，她漸漸地好了。

1976到1981年間，我和外子耀揮在紐約州立大學奧本尼分校留學，只要有空常會到校園的樹林裡，坐在湖水畔倚著大樹看著湖水上悠哉游哉的雁。1990年，我接受陽明大學邀請負責輔導中心的行政工作，白天一有空就帶著工作夥伴，上班前後的早晚或假日和先生、女兒及兒子拔草、種花，整理出一片長滿鳳仙的山坡。對於有心理挑戰的人，除了諮商和轉介給精神科醫師以外，也邀請他們一起來整理花園。這期間，一位年輕老師因為深受憂鬱之苦，同事帶領他來找我，另外還有一位同事陪他去爬山。陽明大學就建在唭哩岸山上，校園的道路直通軍艦岩步道和威靈頓山莊，沿途有小小的森林，樹木青翠，有綠蔭，也有明亮怡人的露天步道。在醫護人員的照顧、親友和同事的支持、環境的包容、宗教信仰以及這位朋友自己的努力下，他已經恢復健康，並且過著精彩的生活著。記得他說：「我在牆角發現一盆好美麗的鳳仙花，真是驚喜。這盆植物在那裡已經很久，被遺忘了，想不到今年春天開得這麼漂亮！」許多時候，我們以為生命已經走到盡頭，想不到有股大自然的療癒力量是擋也擋不住，我們可以從植物當中領悟「再生」的美和力量。

也因為這樣，我開始自學園藝療法。2002年和學園藝的好友陳建輝與學景觀的郭毓仁老師合作試開「園藝治療」的課，並且到振興護理之家陪伴有中風病史的10位阿公阿嬤栽種「寶貝花園」，見證人和植物互動的療癒力量。2007年，到美國西雅圖華盛頓大學建築學院景觀研究所學習「療癒花園」的設計，並且向在地的許多位園藝治療專家親炙學習，獲得美國園藝治療學會認證，成為園藝治療師。

2008年秋，我聽說有一群以文化大學老師為主的景觀設計專家要去日本考察森林步道，立刻向林務局羅東林管處的朋友邱惠玲女士（當時擔任育樂課課長）請求自費跟團。這一團景觀達人是由郭瓊瑩教授領隊，郭育任老師主導，其中有多位都在幫忙台灣規劃國家公園和森林步道。特別記得在一個高峻的火山上，美麗舒適的溫泉山屋裡，我們圍坐在黑色的大火爐前面，一首又一首地唱歌，講著故事和夢話，並且相約「以後要為台灣蓋間好的山屋喔！讓台灣的人可以像這樣開懷地在森林裡相聚」。回到台灣，各自忙去，偶

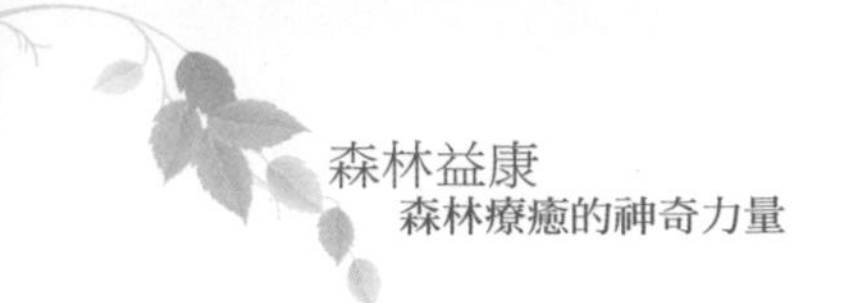


爾一兩次相聚。但沒有被忘記這個諾言，一直留在心裡。

2009年秋天，外子耀揮和我受邀到三芝來參與創辦馬偕醫學院。惠玲也升任羅東林管處秘書室主任。她打電話邀我去為她的同事分享「森林治療」的相關想法，因為他們想要推動。我坦白承認，「森林治療」對我可是新的課題，需要重頭學習。她以森林人的熱情鼓勵我多多瞭解這領域。

2010年開始，邀請到馬偕醫學院環工專業的申永順副教授和中興大學森林系的廖天賜副教授合作，又得到為台灣開拓許多森林步道的呂兆良先生投身幫助，我們接受羅東林管處委託展開三年的森林益康研究。我也像童話中的愛麗絲掉到樹洞，進入一個開闊又幽微的天地，充滿能量和故事，愈進去愈讚嘆森林的偉大豐美。其實，接觸森林的我更像小時候走失的孩子，流落在塵世，殷勤工作，小心遊戲，享受一點小成功，忍受一點小悲傷，終於回到闊別多年的家，投入無言母親的懷裡，很歡喜也有點不好意思地向森林說：「我回來了！」

這本書的完成，是許多人美好心意的結晶。首先要感謝永順老師三年之久不捨晨昏，常開車載我到太平山勘測和作實驗，一起解讀資料，並肩接受研究報告的評審和召開記者會。天賜老師在關鍵時刻提供「森林人」的眼光，又引領我們去拜會前輩林文鎮老師，更慷慨提供自己的攝影作品佐證森林的美和力量。研究的期間，林鴻忠處長、邱惠玲秘書、翁儷真技正、黃信偉技正、郭奕初經理、林耀堂襄理和許多同仁展現「綠色傳教士」的赤枕，令我懾服感動。

百餘位太平山森林志工和同仁在兩年內愉快熱忱參與實驗研究，提供了台灣森林益康珍貴的研究數據。研究計劃於2012年告一段落，天賜老師邀我共同指導碩士班學生陳奐存，在惠蓀林場和台中市綠園大道作研究。因歷史學者戴寶村教授的鼓勵，我爬梳馬偕博士日記和著作，欣然發現馬偕博士來自加拿大森林，熱愛森林，經常在台灣寶島的樹林中行走、教學、靈修、探險和作研究。六年之間，我們珍惜地運用小部份研究經費、馬偕校務經費和美國紐約市Rutgers基督長老教會的部份捐贈低調開發了馬偕醫學院校園的「真愛森林」。

感謝馬偕醫學院獎助並支持森林益康的研究，三芝耆老、兒童和成人及李美蓉教授和方旻女士等二十多位專家學者接受訪問，台大張俊彥和陳惠美教授、師大郭乃文教授、陽明大學陳俊忠教授、馬偕醫學院、楊順聰教授、吳懿哲副教授、黃國欽助理教授、張順全助理教授和榮總魏天心醫師等人給予我專業諮詢；蔡碧華主任、陳正一、張博隆、許晏琦和心理諮商中心團隊等同事及多位學生支援行政。

2013年，張老師文化翻譯出版東京農業大學上原巖教授的兩本書《療癒之森》和《樂活之森》，邀我寫序。年底上原巖來台灣發表新書，我應邀主持發表會。前一天他專程來訪馬偕醫學院，親踩小小樸素的「真愛森林」，我們邊走邊聊。2015年春天他應臺灣園藝輔助治療協會邀請演講並主持工作坊；晚上在新店餐敘，接受我的專訪。2015年初夏，上原老師邀我到東京參加「日本森林保健學會」舉辦的學術研討會。在會後，萍水相逢的松橋和彥醫師慷慨授權讓我引用文章，年輕記者紀成道先生允許我使用他在日本北海道苫小牧市植苗病院拍攝龍澤紫織醫師帶領精神病友在森林活動的照片。第二天，上原巖引導大家體驗明治神宮森林。解散後，松橋和彥及竹內啟惠小姐還特別向我們說明日本「森林療法研究會」及

「森林治療學會」的不同。

心靈工坊出版社的總編輯王桂花和前企劃總監兼好友莊慧秋女士也熱愛大自然，誠懇到三芝邀約寫書，並和主編黃心宜多次與我們聚會，溫柔又專業地催生了這本書。慧秋更是親自下海查資料潤稿。

近五年來不辭勞苦扛著儀器陪我上山下海，並且默默一字一句反覆多次修改本書的是同事王歆慈，最後由陳芝妤慧心接力完成。當然，親友和教會兄姊有聲無聲的代禱祝福是我疲憊時再往前的力量。妹妹真白和外甥女咏恩幫忙校讀；七年來擔任馬偕醫學院校長的耀揮一路鼓勵、鞭策、照顧衣食和校讀文稿，甚至在2015年暑假特別破例請休，自封「超級書僮」，用一個週末自費陪我全程參加「第五屆日本森林保健學會」活動。多位馬偕同事、師大教心系友及林務局志工在遊罷森林後幫忙填答我編製的「益康森林量表」並作建議，希望能為台灣提供一套建置益康森林的工具。

2015年8月底台大森林環境暨資源學系袁孝維主任、余家斌教授以及林務局朱懿千科長容許我參加所組的「森林療癒開路先鋒團」，向上原老師及日本醫科李卿博士學習，並且訪問許多推動森林益康的機構。此團成員還有包括來自林務局各地的楊瑞芬、鄭雅文和黃速汝三位主管及陳盈甄女士。八個人不但凝聚深厚的革命情誼，也展開了返台之後，由北海岸到南台灣的益康森林巡禮。

這本書的編寫汲取了許多前輩專家的智慧，許多篇幅是反覆閱讀森林益康論文和書籍的摘要筆記；尤其有多處引用日本上原巖、岩崎輝雄、阿岸裕幸博士、降矢英成和瀧澤紫織醫師和我國森林專家林文鎮博士的大作。為了文風流暢，並未一一註明出處，只擇要列出延伸閱讀的目錄。感謝上原老師允准我引用他的專著，並且容許我四度向他當面請教。為求資訊的正確性，上原老師和李卿博士數次來回幫我校對第一和第二章的書稿文字。

寫這本書的心一直懸著，但筆卻經常歇停。經年事多是個理由。真正的原因卻很深沉：我的森林經驗太貧乏，如同無知的孩子，只有領受恩澤，卻鮮少親近父母的慈顏，投入父母的懷抱溫存。在過去歲月中，因為許多經濟和政治的因素，導致日本和台灣的許多民眾與森林疏離。上原老師希望在台灣森林益康剛起步的時候有正確的方向和作法。

許多人知道「福爾摩沙」這個名字是葡萄牙人經過台灣海面時，發現台灣島有著美麗的景致，驚嘆：「Ilha Formosa！」相信那時的台灣大地上，一定披著森林蒼翠的美麗衣裳。島上的原住民應該是山林之子。但是因為日本人和漢人的主流統治，許多原住民被遷徙上山入林，後來又必須離開森林，在森林中的活動也被限制；相信老一輩的原住民對森林會有自己的看法和情感吧！寫或讀這本書以後，我們仍然要更深入地瞭解各族群對森林的眼光和情感。對於博大精深的森林，我還是初學者，如有疏漏，敬請指教。

當我讀上原巖及松橋和彥的文字時，最吸引我的是一個又一個「人和森林」的真實故事，親切又充滿力量和感動。在台灣，森林和我們健康的連絡才開始新的一章。希望以後有更多「人和森林」愛的故事可以繼續傳講於世。願我們走入森林，也願森林進入我們的生命。

信仰上，《聖經》的第一本書〈創世紀〉和最後一本書〈啟示錄〉記載在人類出生的原鄉「伊甸園」，和宇宙的終極歸宿新耶路撒冷中都有一棵生命樹！回森林，是人類千古的相思。深願我們在世間，也能重返生命樹，身心安頓。

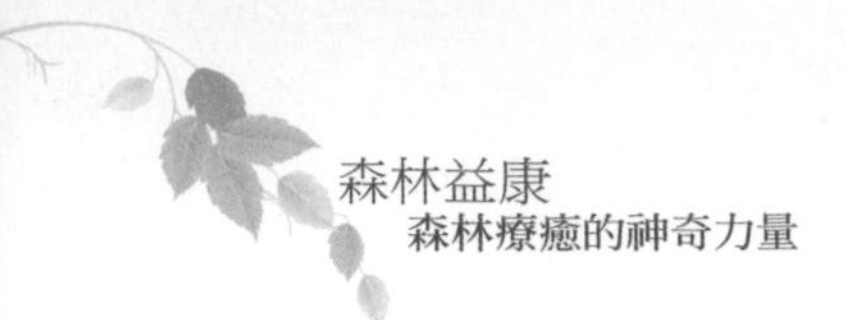


本書完稿前，紀成道從日本寄來他2月在東京森林療法的攝影展邀請卡。上面寫著Touch the forest, touched by the forest（接觸森林，被森林觸動）。一句話道盡我的心聲，深願我們都再回森林被感動。

一真
三芝馬偕醫學院
2016.1.31

第一章

# 進入健康的綠天地——森林益康的發展

朱懿千攝

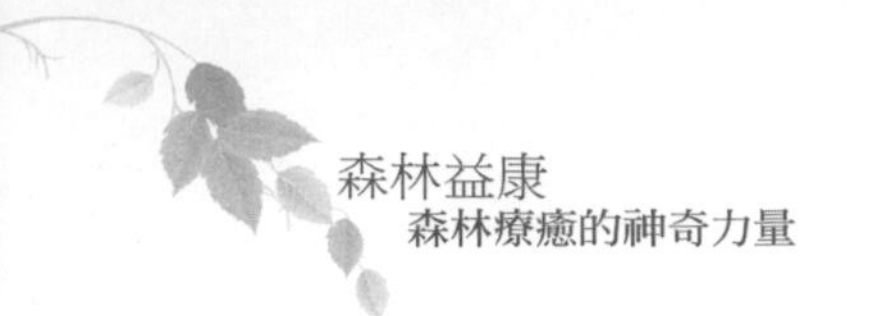



這是咱的青春嶺
這是咱的太平山
青春在紅顏歲月
更在心內一方春華

穿梭日月永不褪彩
太平山在烽煙之外
亦在無恙的靜好
散步凡常一無驚怕

李潼〈山嶺〉

# 森林益康的意義

用一座森林留住青春。這是詩、神話還是夢？

「每個禮拜到森林散步三次，一次半小時。」這些字有一天會出現在台灣醫師的處方簽上，而健康保險會給付所需的費用嗎？

根據學者陳昭明定義，森林是一個豐富的生物社會，涵蓋所有以樹群作為生存環境共同滋長的動物、植物及與環境之間的交互作用。

進入森林提升健康，是當代最新的保健思潮，其實也是很古老的養生方法，更是今日學者努力想要以科學研究來證明的現象。

## 什麼是森林益康？

隨著都市文明的興盛，現代人居住在愈來愈高的水泥大樓中，交通愈來愈方便，科技愈來愈發達，人類一步一步遠離大自然。

許多人長期身處繽紛熱鬧的聲光刺激中，在人口密度高的空間裡快速移動，加上經常要維持專注力來面對許多挑戰，解決各種問題，久而久之容易造成感官疲乏，擾亂了生活步調，影響身心的健康。

在這樣的情況下，走進綠意盎然的森林，接受大自然的洗滌，可以是很好的選擇。我們可以運用大自然的力量，如空氣、水、日光與食物的交互作用，幫助自己平衡內在和外在環境，恢復人體原本就有的防衛能力和自我調節機制，進而產生抗病能力。

親近森林不僅可以紓解壓力、活化身體，以天然無害的方式來預防疾病，更可以讓我們感受美和喜悅，重新領悟自己和大自然的關係，得到靈性的提升。

簡單地說，森林益康是一種活用森林環境來促進健康的方法，也有人稱為森林療法。日本東京農業大學上原巖教授對森林療法的定義是：全方位運用森林環境，透過休閒和勞動、身心療癒和諮商等活動，來增進健康的自然療法或環境療法。所以，凡是在森林裡散步、進行教育、復健、療癒、諮商、團體活動或植物芳香治療等活動，都屬於森林療法的範圍。

至於森林益康，我認為可以從廣義和專業這兩方面來給予定義。

廣義地說，人在親近或觀賞森林時，感受到大自然的美好，使人心情舒暢、提升健康，就是森林益康。而就專業層面來說，森林益康是指由受過專業訓練的人員針對特定對象的需要，擬出具體的目標，運用特定的森林場地和設施進行活動，評估效果，以促進人的身體、心理和靈性健康，並且促進社區和生態環境發展的歷程。

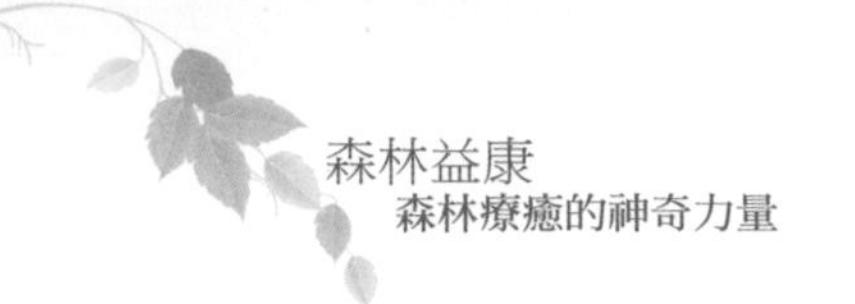



# 綠文明—森林益康的發展國際篇

人類很早就懂得進入森林活動來增進健康。

作家長林曾經在〈森林之歌〉一文中指出，森林是人類文明的搖籃。古早人類用以遮身蔽體的衣物，無論是麻棉絲綢或是獸皮，都來自樹林。人類食用的肉和蔬菜，最早也出產於森林。先祖使用的竹簡和現代人用的紙張都是森林的樹木所供應。森林是龐大的藥庫，森林中的許多植物、動物和礦物被各個民族製成傳統藥物，西方醫學就有三百多種的藥是以森林植物所製成。在更遠古的時代，人類住在森林裡面，森林就是家。

兩千四百年前，西方醫學始祖希波克拉底（Hippocrates）主張「保持平衡」的健康觀。他相信每個人本身都有自然的力量，可以維護平衡、保持健康；即使是生病的人，也擁有自然的力量來挽回失去的平衡，促進恢復健康；對身心施加適度的刺激，往往能使身體獲得意想不到的效果。相傳波克拉底有句名言：「人間最好的醫生乃是陽光、空氣和運動」。他提倡在不同的季節進行移地養生，也鼓勵民眾在各種不同的地形上步行運動，接受不同氣候或地形環境的刺激，以提升生命活力。

人和森林的互動是人類文明和環境永續發展重要的一環。森林本身具備了希波克拉底所說「良好醫生」的許多條件，可以讓我們在空氣新鮮、陽光和煦、景色美好和地形有變化的空間中，從事各種活動。

對於森林的熱愛，首推歐洲人。歷史上，歐洲國家對森林的經營以重視保健優先於經濟利用。中古時期，歐洲皇室與王公貴族多數擁有大小不一的森林，用來狩獵、度假和遊樂。君權解體後，森林被開放給社會大眾作為休閒遊憩場所。

在寧靜的森林環境裡，啟發了歐洲人許多文學、音樂和藝術創作的靈感。奧地利的維也納森林與德國的黑森林就是最好的例子。在德國的格林童話「小紅帽」、「白雪公主」和「糖果屋」等許多有名的故事裡，主角都是進入森林之後，展開精彩的冒險旅程。故事中也常流露出大自然界的渴望，以及對生命的珍惜。

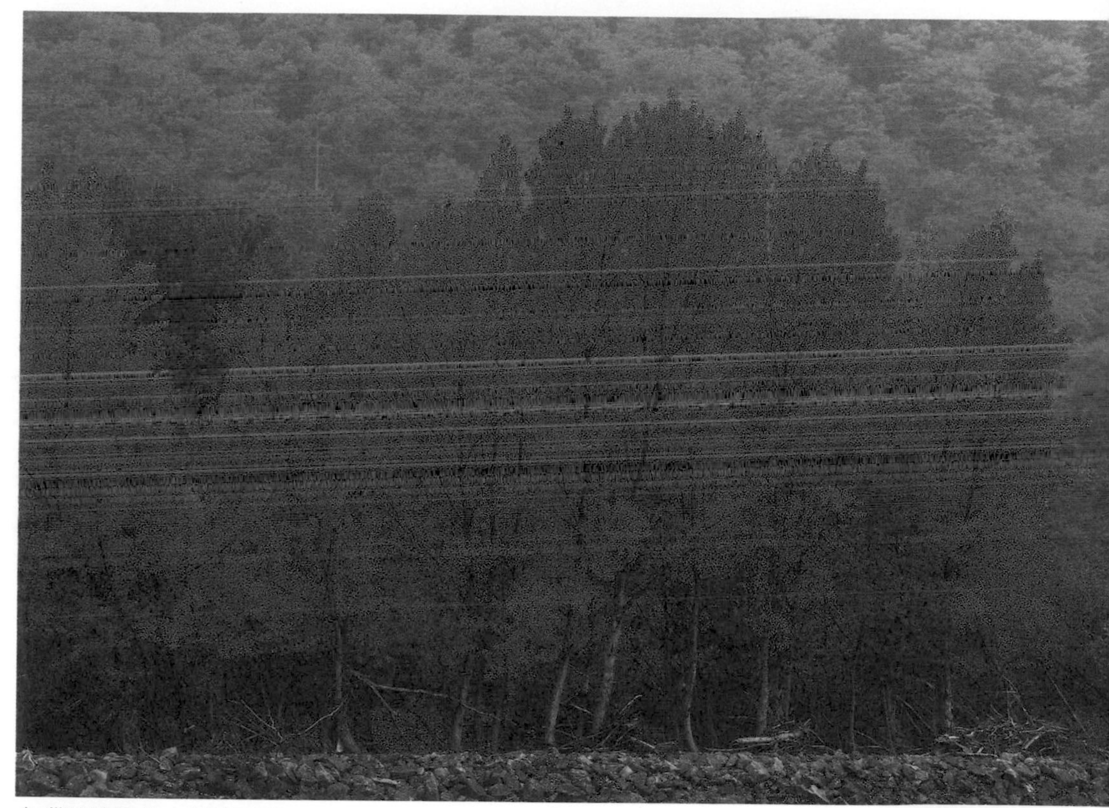

多瑙河畔楓葉。楊武男攝

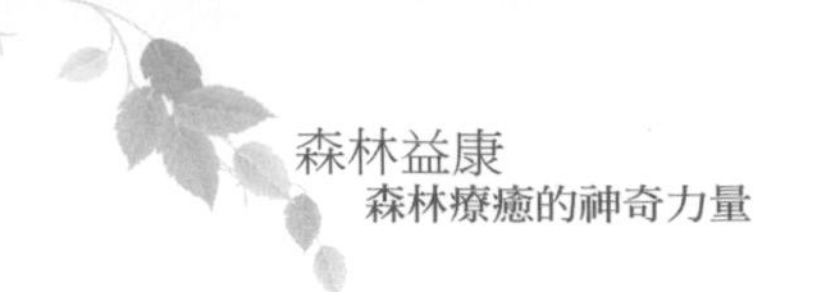


## 德國的森林治療

德國人素有森林民族的美稱，森林面積佔國土的31.7%。德國人的生活和森林密不可分。森林是安定人心的家園，也是增進體魄的健身房。在森林中散步是德國人日常生活的一部分。森林成了德國人家園的後院，親友常在森林裡面互動。

德國人向來重視並善加運用人體自然的治癒力，願意以較長的時間，持續地激發身體機能，加上森林步行運動，配合藥草醫學來養生治病。

十八世紀普魯士皇室醫生克里斯托夫．威廉．胡費蘭（Christoph Wilhelm Hufland）在著作的《長壽法門》（*Macrobiotic : The Art of Prolonging Life*）一書中提到醫藥手段只是「自然的僕人」，他認為抑制發熱和發炎等症狀會引起其他疾病的發生。書裡也描繪哲學家盧梭（Jean-Jacques Rousseau）所嚮往的鄉間生活：「鄉間的一天，在平靜的天空下，與志同道合的朋友共敘，這是比世界上任何藥物更佳的長壽法門。」

十九世紀時，德國人就發現許多長久居住在森林中的人雖然生活艱苦，卻比城市中的富人長壽。十九世紀中葉，德國已經有組織從事「森林與健康」的研究，發展出在不同地區、不同地形的森林散步復健方法。自此之後，氣候療法、森林地形療法和溫泉醫學等與森林有關的自然療法逐漸蓬勃發展。

第一次世界大戰以前，德國發展的「森林健身法」就領導全世界。在當時，每一個城鎮都有一間「Jungborn」，是「健康聖地和教授自然治療及生活之地」，也有「青春之泉」的意思。人可以在裡面利用空氣、雨水、陽光或沙等元素享受自然浴，也可以游泳、打網球或從事其他活動。Jungborn被視為社區的自然活動場所，更可以成為自然治療的途徑。

1950年代後期，貝克曼（Beckman）提倡把地形療法和溫泉治療結合運用。其中，在德國巴伐利亞（Bayern）的巴特沃里斯霍芬（Bad Worishofen）地區發展出來的克納普（Kneipp）療法，結合了水療和森林活動，深受許多人喜愛。

到了1980年代，德國已經有五十多處強調自然健康的療養所，並且納入健康保險，提供來自各地的文明病患者居住調養，其保險制度可支付每人每三年平均三週的調養費用。

德國人由衷喜愛、珍視和保護森林，蔚然形成豐富的森林文化。德國發展了「生態綠化」、「森林美學」、「森林健身法」、「風景式園林」和「都市林」等思潮和作法，都在彰顯「森林文化」的深度意義。在《森林健康學》一書中記載：第二次世界大戰後，聯軍進駐德國，打算砍伐樹木作燃料。當時擔任故鄉科隆市長，也是後來西德的第一任首相的康拉德・艾德諾（Konrad Hermann Joseph Adenauer）向聯軍宣告：「森林綠境對德國人來說，是活到今天的心靈寄託。今後仍然會給予德國人在困境中生存下去的力量。」

森林是德國人最想回的家，也是嚮往旅行的夢土。根據京都府立大學四手井綱英的調查研究，當被問到最想去什麼地方旅行，有五成五的西德人回答最想去有濃密森林的所在。有百分之九十七的西德人表示喜歡在森林中散步。

## 日本的森林益康

日本有67%國土覆蓋著森林，可說是森林之國。1920年代末

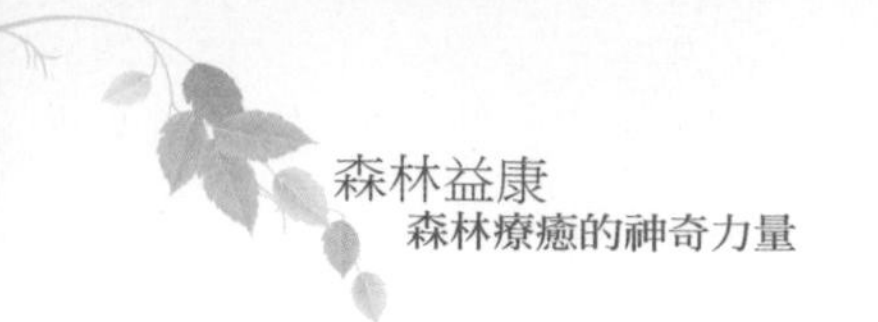



期，日本就已經有學者在翻譯的醫學書中提到「森林運動與健康促進」的研究效果。

1928年，俄國生化學者鮑里斯·彼羅維奇·東金（Boris Petrovich Tokin）博士發現：森林的高等植物會散發出具有自衛性的揮發性物質，可以殺死微生物或病原菌、防止植物腐爛、抵禦昆蟲和動物的侵害。這些物質被稱為芬多精（phytoncide），是「植物殺菌物質」的意思。

1976年，在第41屆日本溫泉氣候物理醫學會上，神山惠三發表〈鹿教湯溫泉地一帶植被所散發芬多精之研究〉，這是日本社會第一次得知芬多精的存在。

1980年，東金博士與日本的神山惠三教授共同發表著作《植物的不可思議力：芬多精》，指出芬多精除了可以防治昆蟲叮咬，也能殺死危害人類的病原菌，調節人體中樞神經系統，具有安眠、抗焦慮和鎮痛的功效。從此之後，芬多精開始受到廣泛的重視和研究。

這段期間，「日本健康開發財團」成立，得到東京大學、京都大學和中央大學的支持，以運動生理反應為重點，在十數處溫泉區附近的森林，進行水浴、陽光浴和空氣浴對保健效果的系列研究。

林野廳長官秋山智英在1982年提出「森林浴」這個名詞，英文為Green Shower（綠的沐浴），意指「入森林，沐浴精氣，鍛鍊身心」，立刻得到日本民眾和醫學界的認同。朝野熱烈地期待和推動森林保健療法，1983年即發動要積極加強建置日本92處的自然森林遊樂區。

阿岸裕幸博士在1984至1985年間訪問德國，學習溫泉醫學和地形療法，實際參與自然療法研究的實驗。他返回日本後，把德國地

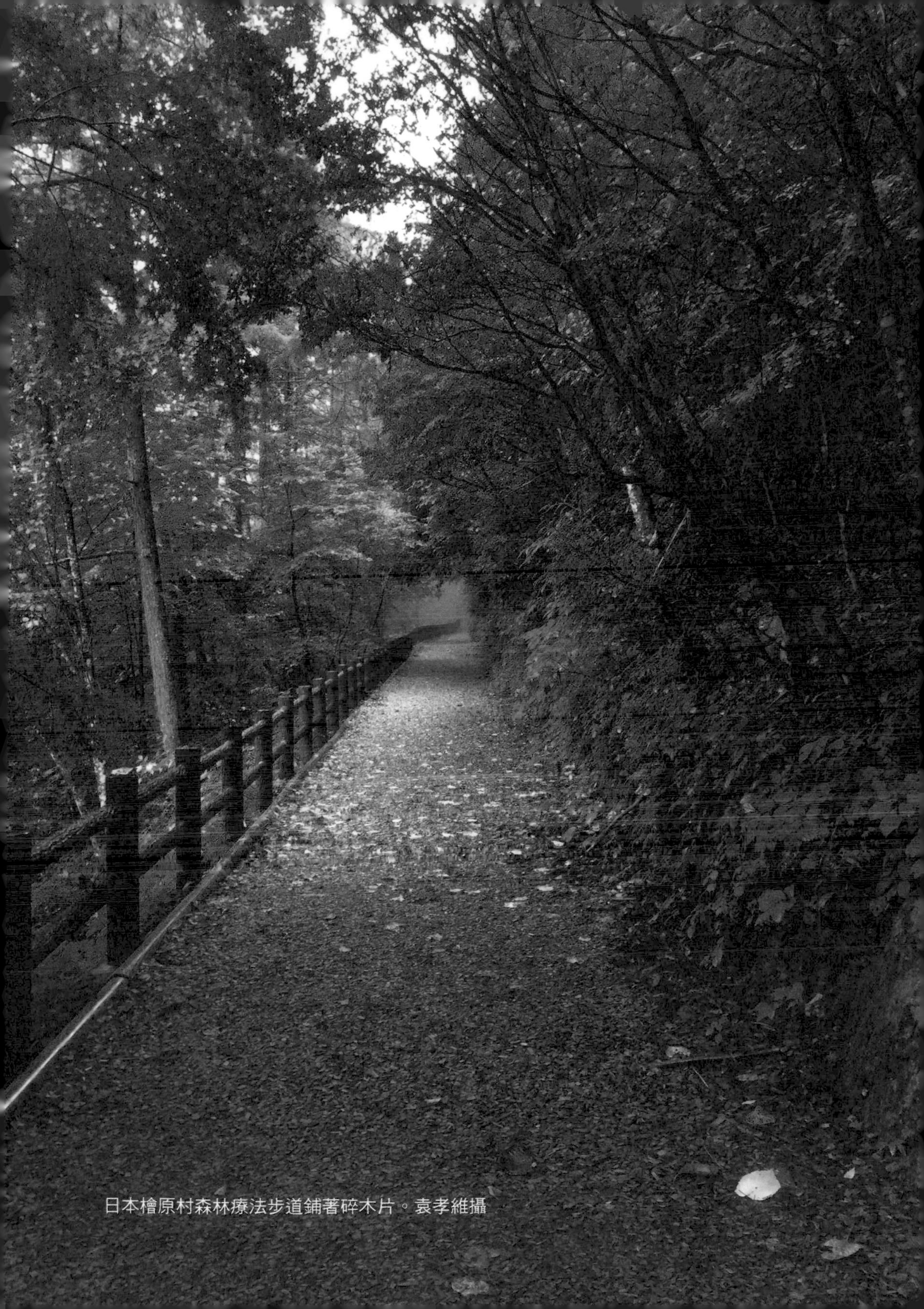

日本檜原村森林療法步道鋪著碎木片。袁孝維攝

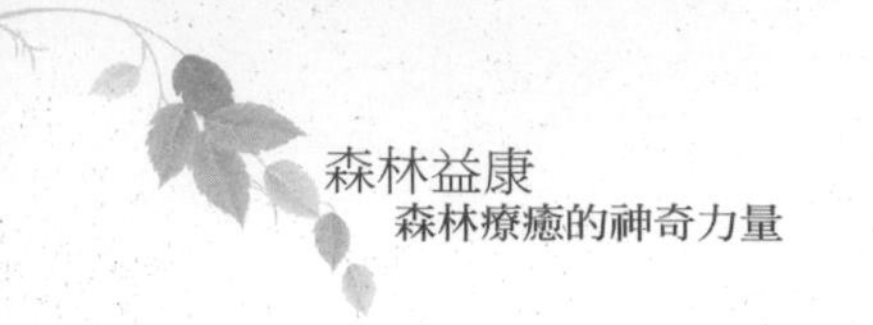



形療法的病例和實施紀錄送給運動生理學者岩崎輝雄。1986年，岩崎輝雄運用「日本健康開發財團」的系列研究結果和阿岸裕幸提供的留德考察資料，出版了《森林的健康學》一書，大力推廣以「森林浴」來促進健康。

1995年，成長於日本長野縣森林的上原巖，因為讀了神山惠三教授的著作，特地到德國學習克納普療法，並且觀摩森林幼稚園。和德國友人在森林散步的美好體驗，更讓他回到日本創發森林諮商。

1999年，上原巖在日本森林學會大會以「建構森林療法的目標」為主題發表演講。他也運用森林活動在「親愛之裡松川」進行身心障礙者的療育。2002年，「日本森林療法研究會」後來改名為「日本森林保健學會」在長野縣輕井澤創立，上原巖並在週邊的森林示範勞動療育和諮商。2002-2003年之間，林野廳委託上原巖從事「高齡社會中森林空間運用的調查」，林野廳也從這項研究的報告引用森林療法的名稱。

2004年，一群學者專家成立「日本森林治療研究會」（森林セラピー研究会）。同年，日本林野廳以一億五千萬元日幣經費委託千葉大學宮崎良文博士和日本醫科大學李卿博士等專家進行三年「森林浴對人體健康的影響」研究，並且規劃和民間團體合作在十年內核定一百個森林療癒場所，培育森林療癒人才。但是後來核心推動人士的理念不甚一致，組織中的成員變動，政府和民間正式的合作也因故宣告中斷。

日本森林學會2005年的年會以「身心療養保健機能的森林治療法新研究發展」為主題，許多專家學者在會議中發表研究結果。他們發現：森林活動能紓解人的自主神經和內分泌兩大系統的壓力反應。

2005年起，上原巖陸續出版森林療法的專書。2007年，「日本森林治療研究會」申請「森林治療」、「森林治療之路」和「森林治療師」的商標專利。同年，李卿成立「日本森林醫學研究會」，並發表論文，指出森林浴可以增加抗癌免疫機能。2008年，「森林治療研究會」解散，同時「NPO法人森林治療研究協會（森林セラピーソサエティ，Forest Therapy Society）」成立，繼續收費核定「森林治療之路」、「森林治療基地」和「森林治療師」的資格。

為了鼓勵民眾走進生活場域中鄰近的森林，上原巖從2009年起，把「森林療法研究會」的活動命名為「大家的森林」。2010年，上原巖及松橋和彥醫師成立「日本森林保健學會」（The Society of Forest Amenity and Human Health Promotion in Japan）。2011年，今井通子和李卿等學者成立「國際自然與森林醫學會」（International Society of Nature and Forest Medicine, INFOM）。2012年，李卿主編的《森林醫學》專書在美國出版，隔年在北京出版中文翻譯本。

日本有愈來愈多的社會福利機構或醫院為高齡者提供森林休閒活動。東京大學早在1925年就設有附屬的「富士林」，也開始探討如何鼓勵更多民眾進入森林，並且在2011年成立「富士森林治療研究所」。許多跨領域的學會陸續以「森林益康」為主題召開研討會。

值得注意的是，日本推動森林益康主要可分成由上原巖所主導的「日本森林保健學會」，及李卿所創組的「日本森林醫學會」。雙方都推崇森林活動可以療癒身心，但是理念和作法不盡相同。

前者由森林學、醫學、身心療癒和諮商等領域的學者專家組

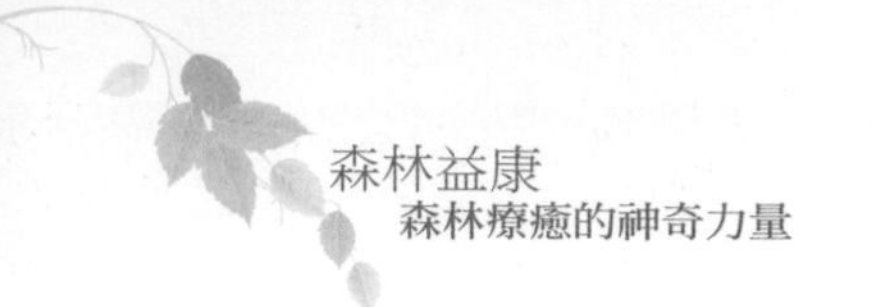


成，實際規劃和推動多元的森林益康活動，並且進行量性和質性的研究作效果評估。後者由醫學、生理學、心理學和森林學的學者專家組成，進行免疫學、神經和內分泌學等基礎醫學研究來驗證「益康」效果，並且有NPO法人日本森林治療研究協會收費作「森療之路」和「森療基地」的認證以及「森林治療師」的教育訓練和認證。至2015年，日本已經有60個森林地區通過認證。

自從2009年，鄰近日本的韓國，也有森林療法的興起，政府和民間熱烈推動。近年來在森林中接受教育和療養的人數劇增，並且已經開始建置森林益康基地。上原巖和李卿的著作也都陸續在韓國出版。

# 森林益康的特色

森林益康是一種「自然療法」，和園藝治療、溫泉治療、海洋療法及動物輔助治療一樣，都是運用大自然的素材和力量來促進人類身心的健康。

那麼，森林益康的特色是什麼呢？上原巖指出：「森林是由各種生物所組成的生命空間。森林療法的最大特色，就是讓自己置身於這樣的生命空間裡，進行體感療法。」

森林益康集合了多種療法的精華。更重要的是，森林益康並不只是以人為本，而是希望同時提升個人、森林和社區的整體健康。

## 在歲月悠久的生物空間中生活

森林是鳥獸蟲魚與樹木花草等生物和岩石與礦物等無生物共同

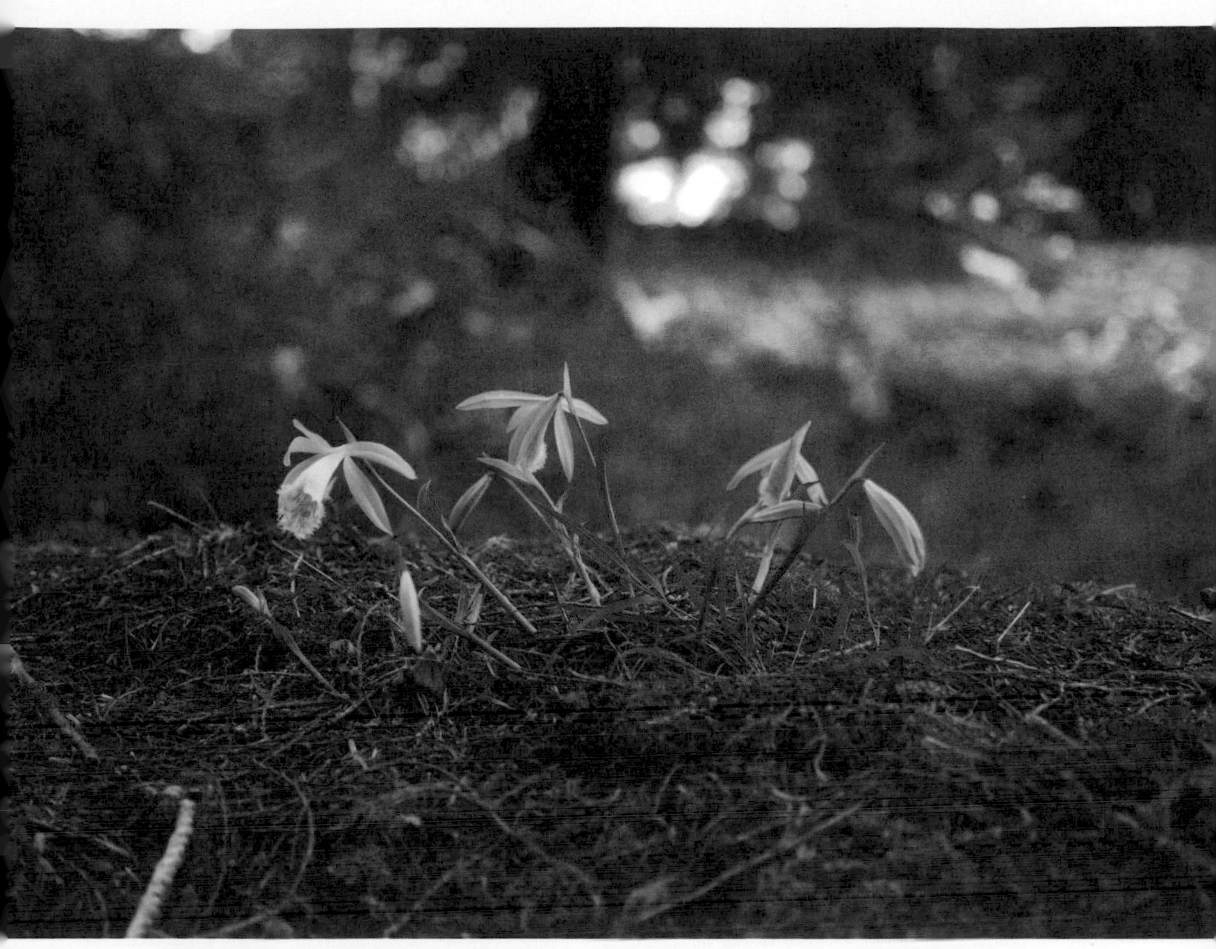

一葉蘭，簡單，而依然美麗。朱懿千攝

歷經漫長歲月而悠然存在的空間，卻又分分秒秒活潑變動，生機盎然。它充滿聲音，對人類來說卻又是默默無語。

## 被廣大生命體包容

構成森林環境最主要的樹木、動物和植物，就跟我們人類一樣，都是擁有生命的生物體。森林環境的形成需要漫長歲月的累積。森林裡的石頭、土壤和樹木的生命歷史，很可能比享受森林的我們每一個人都還要悠久。

以生命來療癒生命，是森林蘊藏的奧祕。上原巖指出：許多憂鬱症患者進入森林之後，終於能夠自我肯定，重拾生活的力量，與

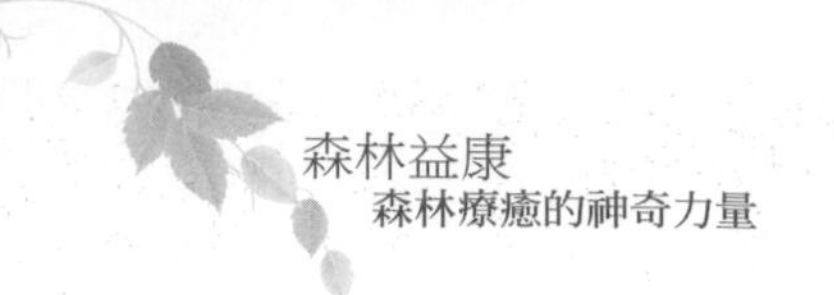


「被森林這個廣大生命體所包容和接受」的體驗和感動有密切的關係。對許多人來說，森林就像母親，溫柔地包容所有的孩子。

## 豐富生態的魅力

森林是地球陸地生態系的根源。

森林隨著四季而不斷推移變化。悠久緩慢的歲月累積，形成了讓人感到放鬆的美麗風景、涼爽溫和的氣候、美妙動人的聲音、清新的芬多精、變化的地形和豐富的生態，擁有許多無法以人工達到的益康效能。

上原巖指出，森林療法的精義就是把森林所擁有的各項魅力和功能作最佳化的活用。在地形起伏有致的森林裡步行，絕對比在室內健身房進行上下階梯的訓練更加輕鬆愉悅，更有「接近大自然豐富生命」的深刻感受。

## 無言療癒

森林充滿各種聲音，卻很和諧，宛如遠近交響的大自然協奏曲。比起人類的言語或機器製造的噪音，森林總是寧靜安詳，沉默無語。沒有說教、對質，甚至沒有積極勉勵，只有完全包容。對於整天身處在資訊爆炸漩渦或面對複雜人際關係，而感到厭倦的現代都市人來說，森林真是個好去處。森林療法的美妙，就是用森林裡的大自然元素，療癒人類為生活所苦的疲憊身心。

日本許多醫院或療育機構會為精神疾病患者、失智老人、有創傷後壓力症候群（post-traumatic syndrome disorder, PTSD，指在重大壓力後所產生的後遺症）或有身心障礙的人，安排到鄰近的森林裡散步或從事勞動，遠離人群，接受大自然安靜的撫慰。

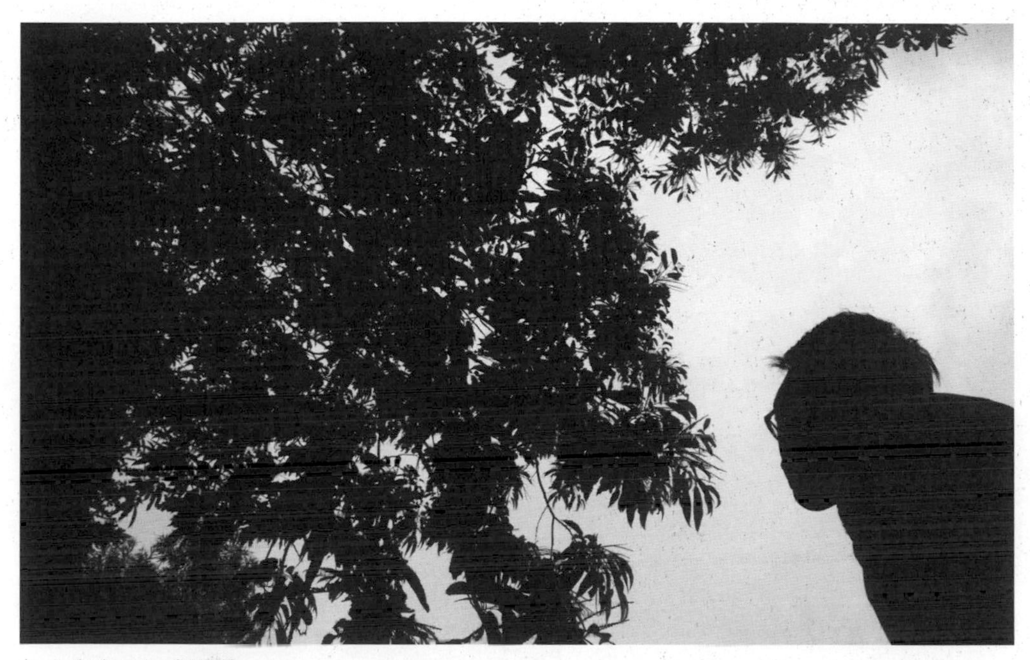

無言療癒。紀成道攝

## 森林益康集大成

森林益康集合了多種療法的大成，匯聚來自許多面向的療癒力量，包括氣候療法、地形療法、諮商和勞動療法。此處先介紹氣候療法和地形療法，第4章會說明森林諮商和勞動療法。

### 氣候療法

氣候療法主要是透過新鮮空氣和地方氣候來進行療養，最常見氣候療法的場域就是在森林區。氣候療法包括選擇適宜人體身心健康的居住環境，及利用空氣、日光或海水對一些疾病進行治療。

「空氣療法」也有多種方式，其中「空氣浴」是最基本的保健

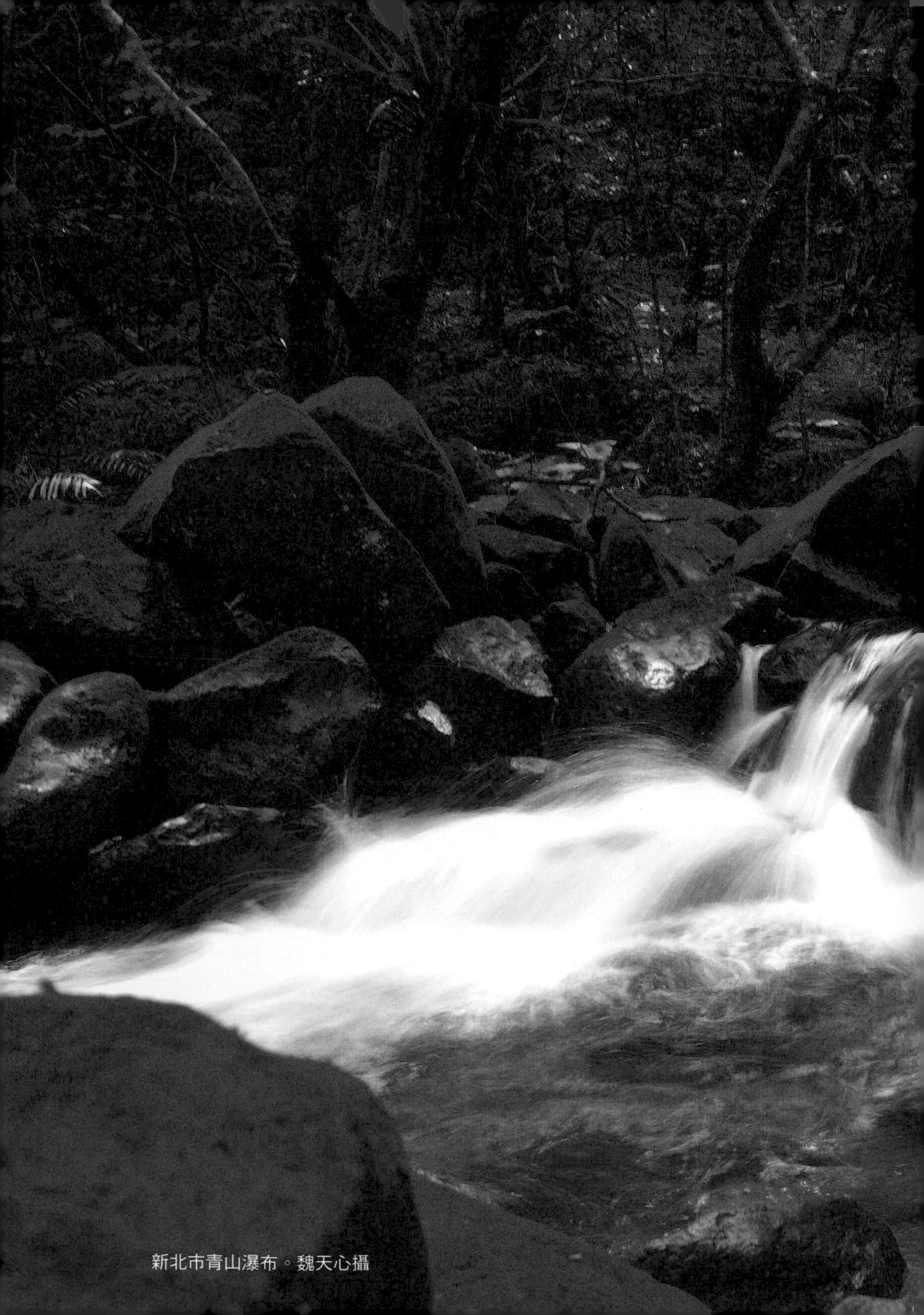

新北市青山瀑布。魏天心攝

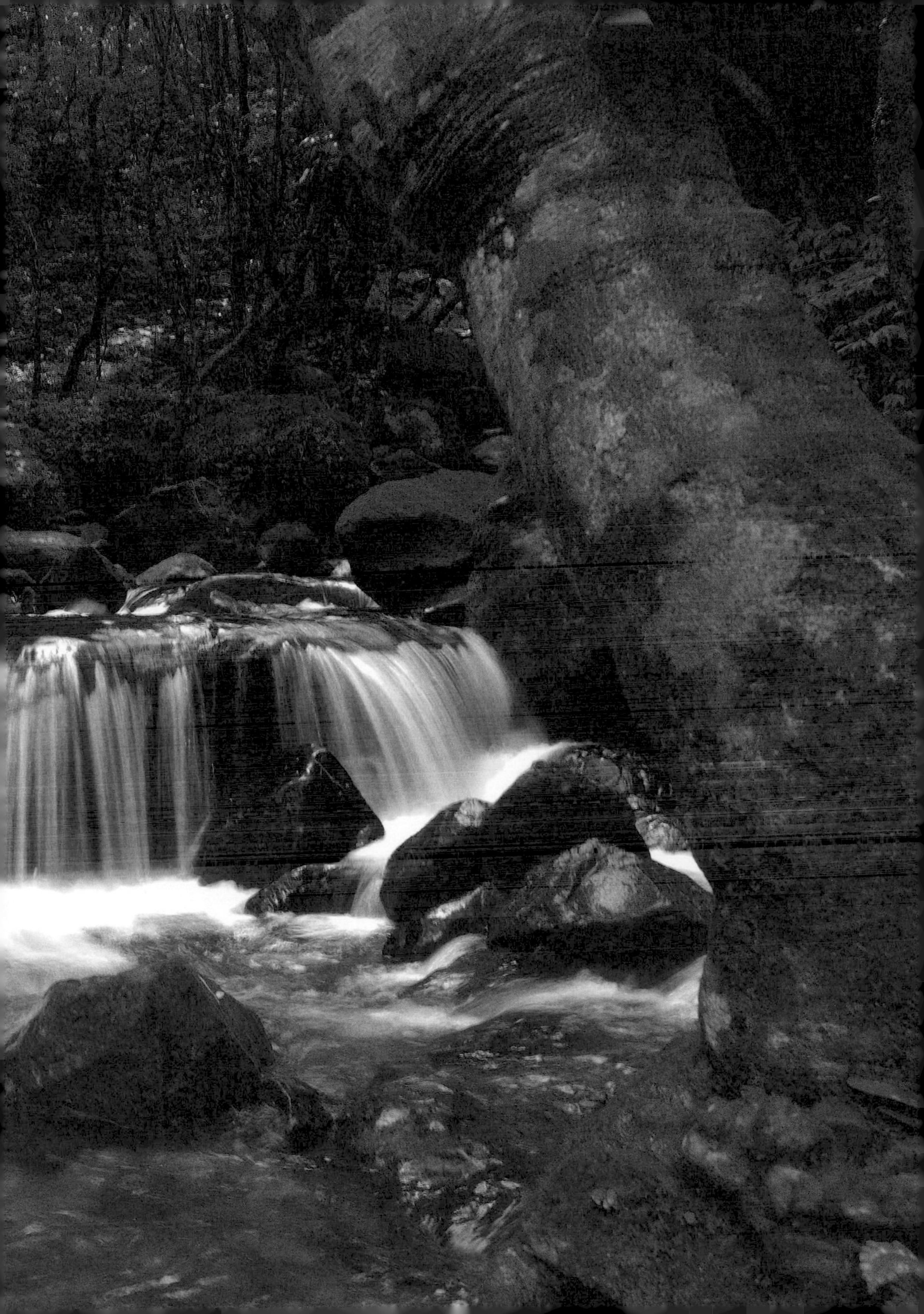

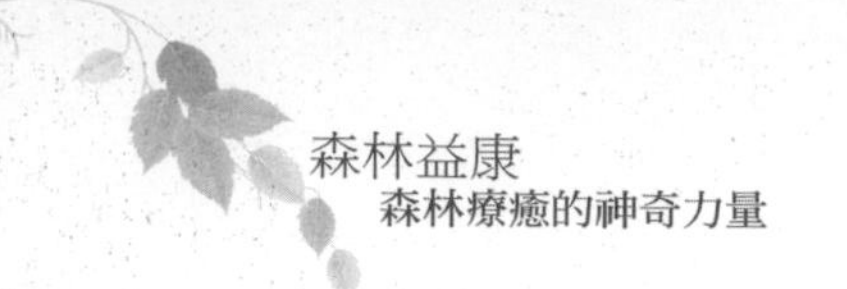


方法。在空氣好的地方生活是一種行之已久的保健良方，被汙染的空氣帶有毒素或過敏原，容易導致疾病。另外，「日光浴」也是氣候療法常見的一環。曬曬太陽，不僅給人溫暖，促進血液循環，還增強人體對鈣和磷的吸收，對佝僂病、類風濕性關節炎、貧血患者恢復健康有一定的益處。

良好的氣候是德國所有的溫泉和療養地必備的先決條件。運用氣候療法，尤其是宣稱適宜治療呼吸系統（如肺病）的療養地，必須符合四個要求：

1.要有良好氣候，經過科學驗證或得到政府核定具有療癒效果。
2.定期通過政府檢驗空氣品質。
3.有良好的休憩設施。
4.重視「環境保護」，並且和與當地政府或民間組織合作切實推動。

## 地形療法

阿岸裕幸教授指出，「地形療法」是利用自然的地形來進行步行或運動，可以強化心肺功能和自律神經系統，有助於放鬆紓壓，是治療疾病和促進健康的有效療法。

並不是所有高低起伏的山嶽或地形都適合作地形療法。地形療法通常是在山谷坡地的梯田和高原間的療養地進行。療養者一開始從坡度比和緩的短距離運動開始，階段性地漸漸增加坡度和距離。

日本《森林療法手冊》的作者降矢英成醫師指出：日本是個森林密佈的國家，很適合發展「地形療法」。但是如果只有急峻的山嶺，完全沒有平坦之處，則未必適合。他最推薦的地方包括八之嶽、草津、輕井澤、富士五湖週邊和日光等高原療養地。

森林所在地的海拔、坡度和運動強度的改變，都可能會影響到森林益康的效果。在高原地區，通常氣壓變低，光的反射會變快，可以促進副交感神經的活動，心理上的不安感也會減少。在坡度和緩的森林步道上，進行適合參與者體力的運動強度，有助於紓壓放鬆和強身。

## 綠同心圓—人、森林和社區健康共生

森林益康不是要獨厚人類，而是要人和大自然共存共榮。上原巖一再強調，「森林療法」要使人和森林一起健康，尤其是要活化自身居住的社區和鄰近地帶的森林。

「日本森林療法研究會」和「日本保健森林學會」不斷在各地透過「大家的森林」活動和民眾一起整頓當地的森林。這可以說是一舉三得，健康了個人，活化社區，也讓森林重新再現生機。醫院、學校或身心障礙者的療育機構也可以透過森林療法，轉化成為個人、社區和森林的生命共同體。

### 森林益康是一時潮流嗎？

在當前的世代，運用植物、動物、音樂、繪畫或騎馬等各式各樣的治療方法蔚為風潮。上原巖認為森林療法並不會只是一時的潮流。對居住在「多森林國家」裡的人來說，居民的生活和森林長久地聯結在一起。在運用非侵入式的治療方法中，森林益康理當具有恆久的價值和獨特的魅力，受到多方期待。

## 大家的森林

上原巖在書和演講中多次提到：日文的「森」是指天然林，而「林」是指人工種植的森林。日本人和森林原有長久共生的歷史。上原巖等人士在日本各地舉辦「大家的森林」活動，希望能使人重新認識森林，和森林再聯結，一起促進人和森林的健康。

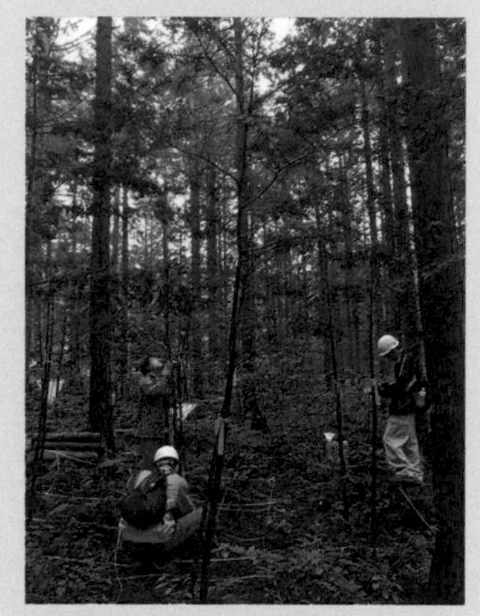

大家一起動手來愛護森林。
上原巖提供

2012年出版的『回復の森』（《樂活之森》，張老師出版，2013）一書中羅列了「大家的森林」的57次保健活動。從鹿兒島市霧島櫻之丘醫院開始第一次活動後，遍及北海道及九州各地。主要的活動是由外來的人和當地人一起在森林中行走，討論要怎麼培育和活用森林，尤其用來保健。散步以外，也會聯手整理森林。參加的人大多是健康而且很會走路的長者。上原巖期待有更多年輕人參加，並且要把「讓身心弱勢的人進入森林」的意念放在心上，也要對許多被閒置的森林所發出的求助訊號保持靈敏的心。

上原巖每個月舉辦一次森林「私塾講座」，免費開放給民眾參加。大家帶著自主學習的心，在小小的團體中輕鬆問答討論，主題包括「偉人和前人的森林體驗」、「外國的森林療養地」、「神聖之木」、「森林和藝術、食物、香味、色彩和民間故事」、「森林裡的遊戲」、「木製椅子」、「樹木製的健康物品或藥材」、「正月的森林」、「杉木」及「樹木療癒和溝通」等豐富的森林文化。

# 綠色金字塔—森林益康效果的概念模式

為了要達到益康的效果，我們必須瞭解參與者和森林環境的狀態，訂定益康目標，並選擇適當的益康活動來進行。

上原巖用一個公式和類似金字塔的示意圖來加以說明。他認為，森林療法的成效主要取決於四個因素：森林環境（e）、森林活動軟體（s）、參與者身心狀態（p）以及益康活動和目標的一致性（a）（如圖1及表1）。

森林療法的效果（Ef）=環境（e）・軟體（s）・個人（p）・森林活動與目標的一致性（a）

這個公式能幫助我們進行森林益康活動、硬體設施和效果評估的規劃及研究。

森林環境包含：森林的樹種、樹齡、樹高、直徑、樹枝高度、森林密度、林床植生、保育狀況、地形、氣候及季節性等。與都市

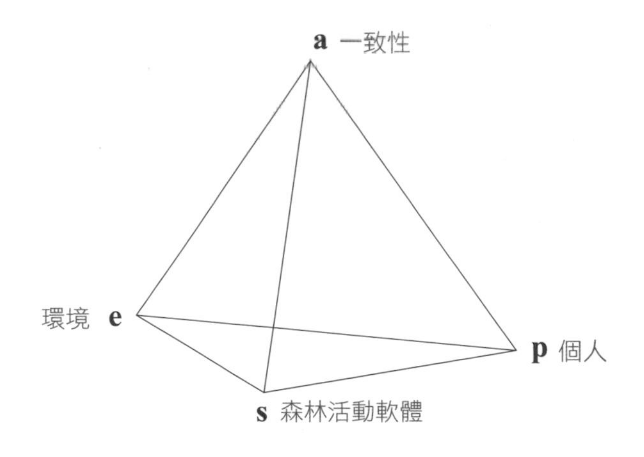


圖 1 決定森林療法效果的因素
引用上原巖 2006

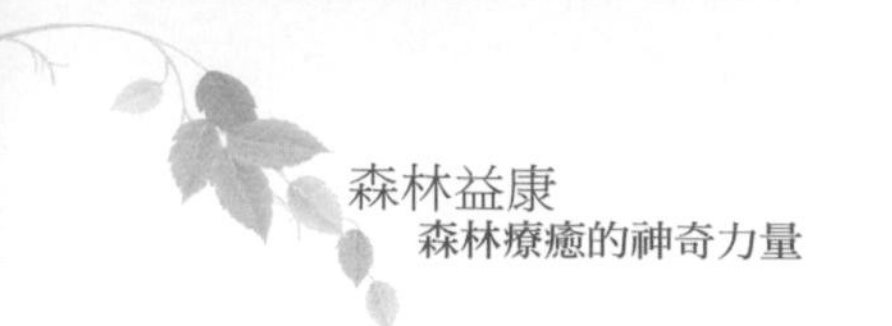


吵雜的環境相比，在明亮、健康的森林環境中可以獲得比較輕鬆的舒適性及身心療效，也會減少心理及生理上的壓力。許多專家都推崇針葉樹及闊葉樹的混合林，其中的芬多精、聲音及溫度對於身心療養的效果上具有多重作用。

軟體設計包括森林活動安排的明確性、吸引力和參與者能力的適合性等。個人因素包含參與者的身心狀況、喜好、參與動機及過去的森林經驗等。例如，身體不舒服、心情不佳或對森林有過恐懼的記憶，都會影響到森林療法的效果。

最後，森林活動與個人目標的契合度越高，效果自然越好。如果想要放鬆身心的目標，確實透過森林活動而達成了，滿意度就會大大提高。

表 1　影響森林療法效果的因素

| | |
|---|---|
| 環境（e） | 樹種、樹齡、林齡、樹高、直徑、樹枝高度、森林密度、林床植生、保育狀況、地形、氣候及季節性等 |
| 軟體（s） | 明確性、吸引性與參與者能力的適應性等 |
| 個人（p） | 參與者的身心狀態、嗜好、過去的經驗和動機等 |
| 森林活動與目標的一致性（a） | 參與者的目的與森林活動的契合度 |

引用上原巖 2006

## 森林益康或森林治療？

目前，台灣正要開始推展「以森林活動提升健康」的觀念和行動。為了和大眾溝通並且進行社會教育，究竟要使用「森林益康」

或「森林治療」？還是有其他更適切的名詞呢？

日本北海道大學阿岸裕幸教授長年研究世界各國用來增進健康的「療養地」。他根據使用者想達到的益康目標，把療養地分成三種類型：

1.休養：以消除日常疲勞為主。

2.保養：針對輕微的健康不適狀態而進行復原，或預防「生活習慣病」等情況為主。

3.療養：以治療疾病為目的。

基於中文的習慣用語，我參考阿岸裕幸的概念，以一條連續直線來呈現透過森林活動進行「保養」、「休養」和「治療」的關係（圖2）。

這三種分類彼此相關聯，但是依據主要目的、參與者的健康狀況和規劃指導者的專業範疇，可以有不同的設計和活動內容。

最左邊是「森林保健」，適用於一般的健康大眾，在森林中從事各種運動休閒的活動，例如爬山、健行、賞花觀葉、賞鳥或露營等來養生，消除疲勞，紓解壓力和增進生活樂趣。

中間是「森林休養／教育」的訴求，針對已經有輕微身心症狀的人士，由受過訓練的人員提供紓壓放鬆、預防疾病的休養或安養等諮詢輔導；或是由教師陪伴學生透過活動成長。

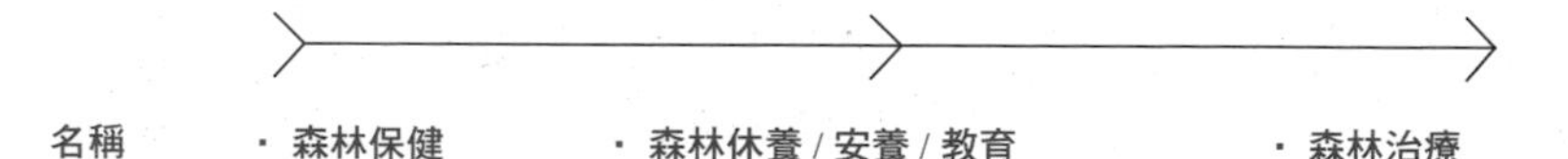

| | | | |
|---|---|---|---|
| 名稱 | ・森林保健 | ・森林休養 / 安養 / 教育 | ・森林治療 |
| 目的 | ・保養 / 養生 | ・預防疾病 / 學習 | ・療養 / 照護 / 療育 |
| 參與者 | ・一般健康人 | ・有輕微身心症狀的人 / 學生 | ・有疾病、特殊障礙的人 |
| 策略 | ・自我管理 | ・諮詢輔導 / 教育 | ・醫師處方 / 治療師指導 |

圖 2 森林益康的連續歷程分類

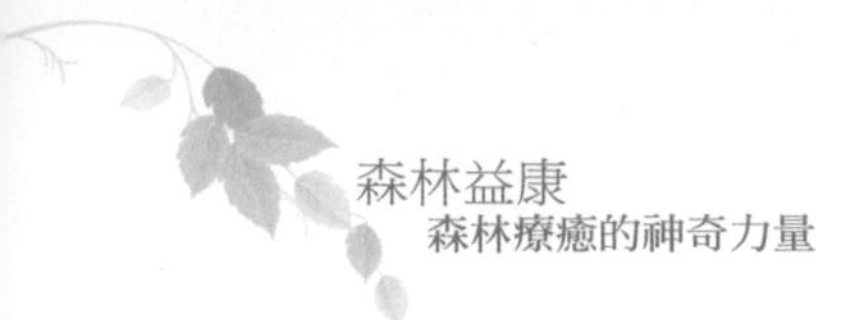



最右邊是「森林治療」，針對罹患各種身心疾病的患者，或有特殊身心障礙的人士，提供適合的療養、照護、復健或療育計畫，通常須有醫師或治療師參與，並且最好有專業人士在旁關照和指導。

根據以上的分類，我們目前傾向使用「森林益康」這個名詞；主要因為台灣還沒有發展出專業森林治療的軟體規劃和硬體設施，所需的人才和相關法令也相當有限，若稱為「治療」，還言之過早。而「益康」的意思是增益健康，內容涵蓋了「保健、預防及治療」，範圍更廣泛。用「益康」一詞，也有積極正向的意涵。進入森林的人未必是要接受治療，身體健康的人也可以領受森林的恩惠。

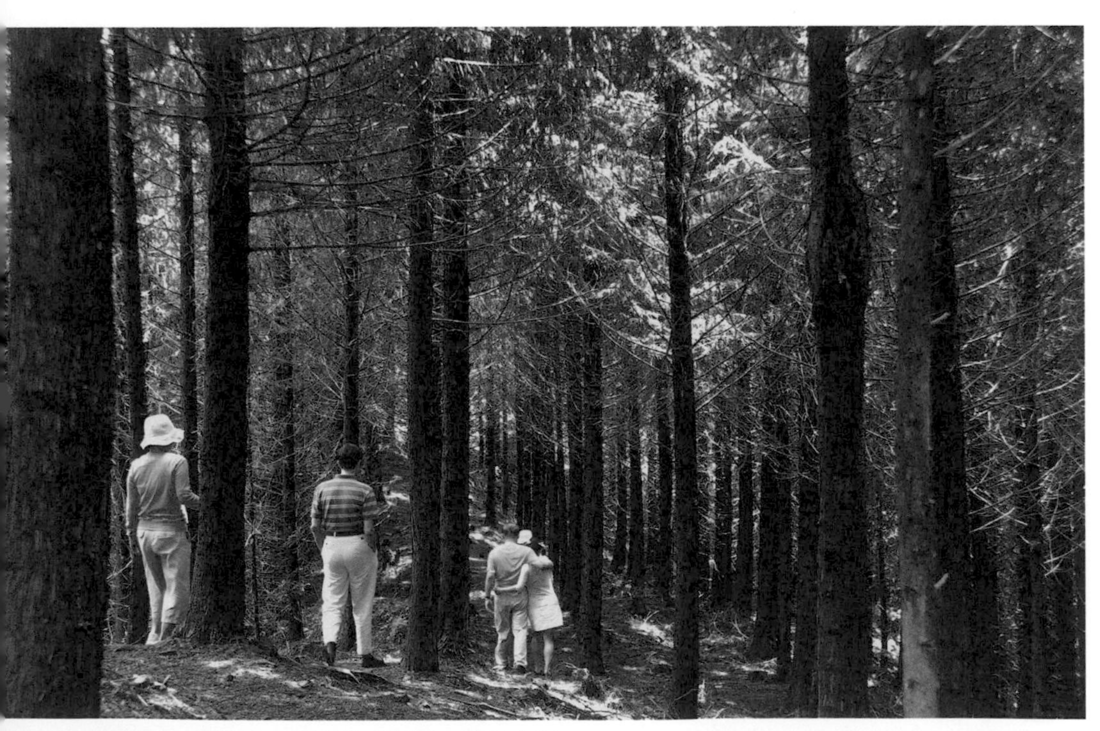

和家人一起走進森林吧！魏天心攝

不過，本書有時也會依照上下文的意義而使用「森林療法」和「森林治療」的說法，例如介紹日本的相關發展時，常會提到「森林療法」一詞。

## 我健康嗎？—關於健康的幾個名詞

講到森林益康，我們就來簡單說明有關健康的常見名詞和概念：

1.健康：根據世界衛生組織（World Health Organization，WHO）的定義，健康不只是身體無病無痛或不虛弱，而是一種在身體、心理和社會適應上全面良好的狀態。

2.生活習慣病：日本國寶級醫師日野原重明最早提出「生活習慣病」一詞，並且大力倡導預防之道。這位年齡超過百歲，仍然像孩子一般好奇、活力充沛，每天準備學習新事物、享受樂趣、時時擁抱夢想的醫師主張：保持良好的生活習慣是維護身心健康的不二法門。

現代人常見的代謝症候群、高血壓、心臟病、消化性胃和十二指腸潰瘍、過敏性腸症候群和糖尿病等慢性病，甚至是讓人談之色變的癌症，都和不良的生活習慣有關。生活習慣病主要是由於運動不足、生活不規律、偏食、環境或職場壓力等因素造成。如果能養成良好的生活習慣，應該可以避免許多疾病纏身。

1996年，日本厚生省把過去俗稱的「成人病」、「文明病」、「老人病」或「慢性病」全部更名為「生活習慣病」，想要藉此喚醒大家的注意，以預防疾病來臨。

3.代謝症候群（metabolic syndrome）：是指生理代謝層面心血管疾病危險因子的聚集現象，主要包括血壓偏高、血脂異常、糖尿

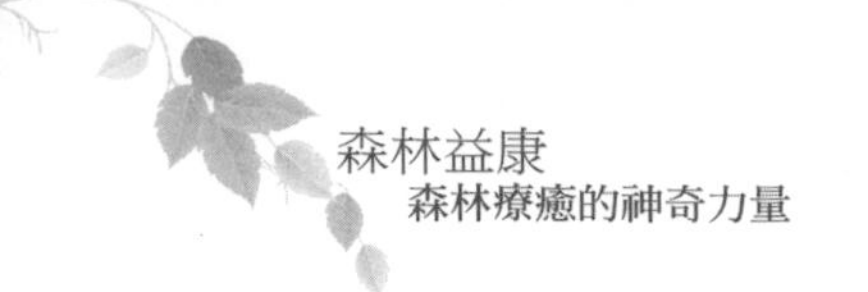


病、肥胖（特別指腹部肥胖）和高尿酸等。2015年衛生福利部公佈台灣的十大死因，與代謝症候群有關的心臟病、腦血管疾病、糖尿病和腎臟病等死因高達36.3%，僅次於癌症的36.5%。

4.壓力：是指個體在面對挑戰或威脅，可能損害自己的福祉或消耗資源時，作出反應的歷程。適度的壓力可以是進步的動力，激發人產生積極向上的意志和戰鬥力，提高警覺性，謹慎行事，有更理想的表現，又可以稱為「優壓力」（eustress）。醫學領域的專家把這種良性的刺激和反應形容為「生命之鹽」。

優壓力可以增加肌肉活動，調節新陳代謝，促進腦部活動，防止大腦早衰。科學家曾經用超音波研究，發現人在適度壓力下活動時，大腦血管常處於舒展狀態，腦細胞得到氧氣和養份的充分供應，有效調節身體機能，有助於保持身心健康。

有些養生專家提倡移地療法，鼓勵人離開日常生活的範圍，到不同氣候或地形的環境，讓身心接受適當的壓力，讓身體暫失原有的平衡，激發因應的反應，當身體由受擾動恢復平靜時，往往會有更強的適應力。

但是，長期或過度處在壓力情況中，加上適應不良，則會造成身體反應的彈性疲乏，失去自我調節的能力，進而影響身心健康。

5.自律神經、緊急和長期的壓力因應：自律神經分成交感神經與副交感神經，是兩個互相協調的系統，調節人體生理到恆定狀態（homeostasis）。

根據加拿大生理學家漢斯·塞爾（Hans Selye）的看法，當人遇到緊急情況或壓力時，通常會經歷「一般適應症候群」的警訊、抵抗和衰竭等三個階段。警訊反應是指個體剛接觸到壓力的刺激，交感神經的活性上升，分泌腎上腺素，增加心跳、血氧和血管收縮力，使身體立刻進入戰備狀態，釋放足夠的能量，有利於作出快速的「戰鬥或逃走」（fight or flight）反應。

如果可以適應壓力，身體就會進入抵抗階段，同時增強副交感神經作用，修補受損的部位，以恢復體內生理的平衡狀態。如果壓力仍持續不斷，導致人體無法再適應時，就會進入衰竭階段，破壞身心的恆定狀態，使人陷入崩潰和混亂。生理上，引發呼吸、消化和循環系統及免疫和內分泌的失調，心理承受焦慮不安、擔心、害怕或憂鬱的情緒，專注力不容易集中，感到對自己和環境失去控制的能力，不但增加感染疾病的機率，也容易產生不健康的心理，嚴重時甚至可能導致死亡。

正常人的自律神經會隨著外在環境或本身的情緒狀態而快速地自動調控。罹患癌症、精神疾病和心血管疾病的人，可能因為身體病變、藥物毒性或長期處於壓力之下，自律神經的調控能力下降，進而導致交感神經過度亢奮，得不到及時的調適，最後造成身心失衡。

接近大自然，是預防疾病和維持健康的良好方法。日本學者的研究顯示：森林療法對精神疾病和神經系統疾病（包括焦慮、酒精中毒、恐慌症和飲食障礙等）都有具體療效；對於「生活習慣病」，尤其是代謝症候群也有顯著的幫助。森林和人類的健康促進相結合，也重新賦予森林對人類貢獻的意義。

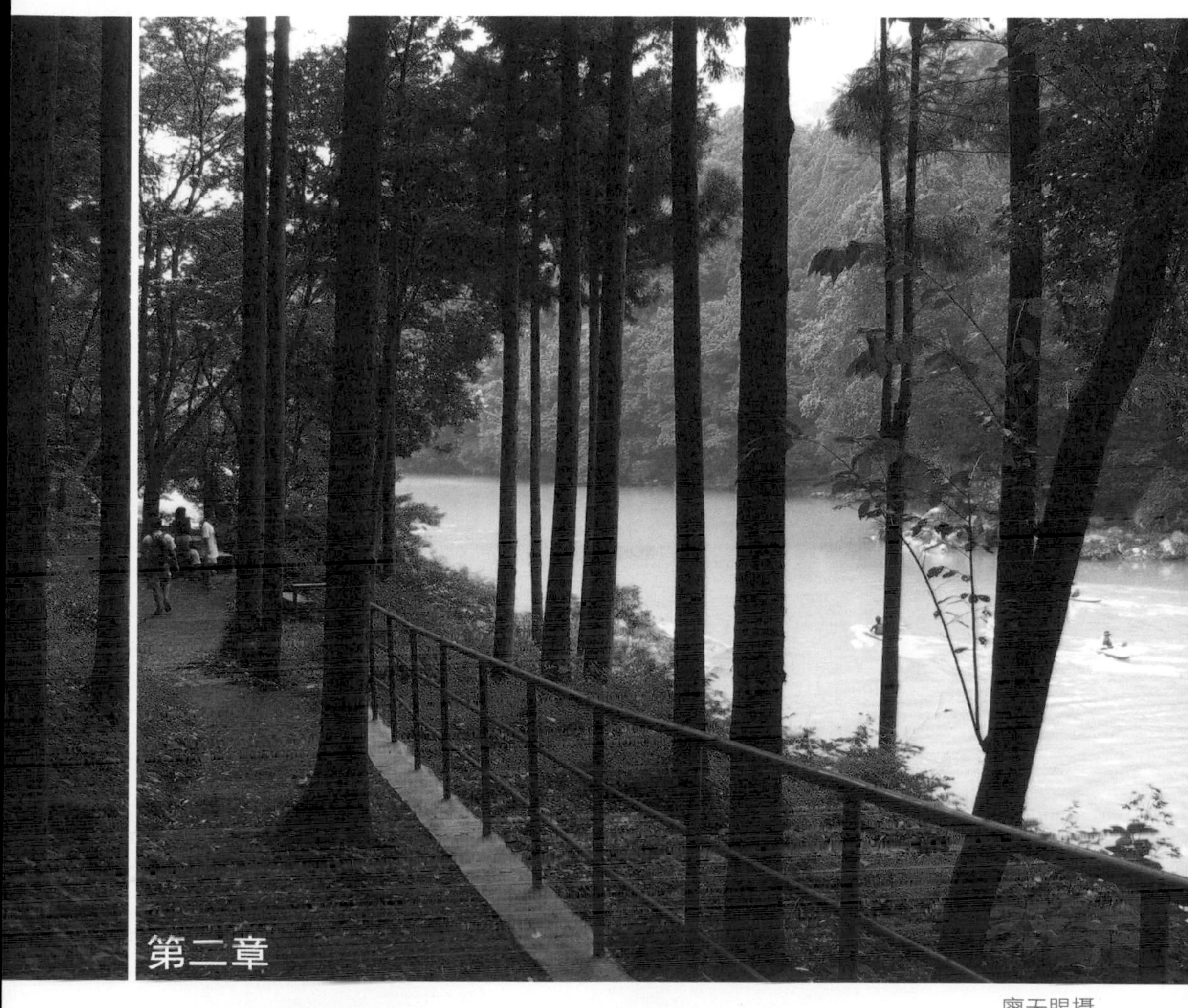

廖天賜攝

# 森林對人的好——森林益康指標

我在坡頂涼亭站立
無關疲頓歇腳
無關尋索去向

這是等候
在鮮明山亭等你發現
等你森林訪仙歸來
發現我邁進後的止停
等你釋懷
等你歡然同行

李潼〈山亭〉

推展森林益康，需要有人熱情帶領和鼓舞，也需要有人冷靜進行研究和提出反思。岩崎輝雄在《森林的健康學》一書中，文情並茂地推薦人進入森林來增進健康。在林間漫步、呼吸新鮮空氣、輕鬆運動或接受按摩來促進血液循環和新陳代謝，可以消除肌肉的堅硬緊張、安定情緒及釋放壓力，讓身心處於舒展的狀態。這些，純粹是心理作用嗎？

從十九世紀開始，許多研究者運用科學方法的檢測努力由實證醫學的角度，想透過精確的「生理」、「心理」和「環境」量化指標來驗證森林活動對人類身心益康的效果。在台灣，森林益康是一門新興的學問，主要的信念是：在森林環境中，人的身心可以接受適當的刺激，漸漸恢復原有的平衡。我們要如何證實這個信念呢？我們可以從哪些視窗來發現森林益康的效果呢？

# 減壓力，加活力

2010至2012年期間，林務局羅東林管處委託馬偕醫學院研究探討適合評估森林益康效應的指標。這裡先重點摘述實徵研究的結果，佐證森林活動的生理效益，再推薦可優先採用的生理指標。

## 森林活動的生理效應

關於森林活動對身體的益康作用，實徵研究比較一致的發現是：森林活動能幫助人體調節自律神經和內分泌、能提升免疫功能，並且能減輕疼痛感、增加活力、防跌和增強體能。學者進而推論：調節神經系統可以增強壓力的因應，而免疫力的提升對抑制腫瘤生長有所助益。

### 調節自律神經

不管是在森林中散步或是單純坐在森林裡，甚至只是觀看森林的圖片，都可以降低交感神經的活性、增加副交感神經的活性，減緩壓力反應，其中包括降低血壓、脈搏、腎上腺皮質醇（cortisol）、皮膚導電度和肌電，並且提高 $\alpha$ 與 $\theta$ 腦波（Electroencephalography, EEG）。

2010年，Park Bum Jin教授等研究者在2005到2006年間，曾經邀請208位男大學生在日本的24個地區參加實驗。這些學生平均21.7歲，並沒有生理和精神的疾病史。在實驗期間，參與者也被禁止喝酒和抽菸，咖啡的用量也被管制。每個學生在早餐前都接受生理和心理量測，在每一個地區，12位學生被隨機分成兩組，一組6個人，派往森林觀看風景15分鐘，也在森林中散布大約16分鐘；另外

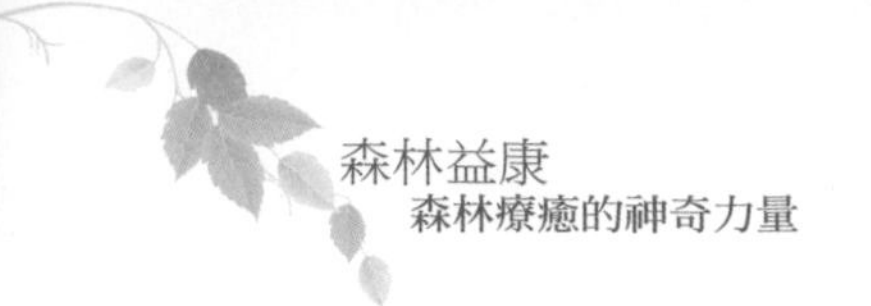


一組的學生則被派到都市觀景和散步。在活動前後都作檢查，並且配戴儀器測量心跳變異率。在第二天的研究中，森林組和都會組的參與者對調。結果發現在森林觀賞風景和散步後，這些學生的收縮和舒張血壓、脈搏、心跳變異率（heart rate variability，HRV）和唾液中的腎上腺素（epinephrine）所反映的交感神經興奮作用都降低，這些效果大於在都會中坐著看景觀和散步的生理效益。

在2006年，日本富山大學山口正樹教授等研究者，請大學生連續兩天在森林中散步20分鐘，結果發現比起在都會散步，森林散步更能減少唾液中的澱粉酶，呈現比較明顯的紓壓現象。

另外，日本千葉大學宮崎良文教授多年對高中生、大學生、都市居民及中年高血壓患者等族群作研究也發現，進行森林活動可以舒緩自律神經的壓力反應。

## 平衡內分泌

森林活動可以改善內分泌，減少壓力荷爾蒙的作用，幫助身體放鬆，降低唾液和血液中的正腎上腺素（norepinephrine）和腎上腺皮質醇的含量。2006年，宮崎良文等人發現進行森林散步或靜看風景，會比起在室內運動或待在都會中，更能使人降低唾液的腎上腺皮質醇。

2006年，旅日的中國學者李卿博士邀請12位中年的日本男士在長野縣參加三天兩夜的旅行，發現人在森林中比起在都市活動後的腎上腺素和正腎上腺素顯著降低。李卿把森林益康的效果主要歸功於森林中的芬多精所造成，使人在森林中感到舒適、放鬆及減低壓力，進而調整自神經對心血管的作用。

2010年，李卿再請16位36到77歲的男士在東京郊外的森林和樹木很少的市區，分別於禮拜天早晨及下午步行兩小時。結果發現在森林中活動後，參與者的血壓降低、尿液中的正腎上腺素和多巴胺（dopamine）減少、血清中的硫酸脫氫表雄酮（dehydroepiandrosterone sulfate, DHEA-S）含量增加。DHEA-S是脫氫表雄酮（dehydroepiandrosterone,DHEA）的酯化物。DHEA是人體能自己生合成，而且是人體較多量的固醇類荷爾蒙，它能轉化成男性荷爾蒙睪固酮（testosterone）和女性荷爾蒙雌二醇（estradiol）及雌酮（estrone）。有人把DHEA稱為「青春之泉」，有研究指出適量的DHEA可以減輕壓力性頭痛、緊張性失眠、憂鬱及疲倦，並提升記憶力、幸福感和男性性慾。

李卿也發現，規律的森林活動可以增加血清中脂聯素（adiponectin）的含量。血清脂聯素可以促進血糖恆定的控制，對心血管功能有幫助，也可以預防糖尿病和抗老化。

此外，無論在市區或在森林中規律的步行運動，都可以減少血清的N端前腦利鈉肽（N-terminal of the prohormone brain natriuretic peptide, NT-proBNP）。NT-proBNP的減少可以降低因慢性心臟衰竭、急性的冠狀動脈心臟病和右心室功能異常造成的死亡。

## 促進免疫和抗癌

名古屋大學大平英樹教授等研究者在1999年發現，森林散步比起在室內踩腳踏車和作水中運動更有助於提升自然殺手（natural killer cells，NK）和免疫球蛋白的活性，可以抵抗病毒和細菌的感染，也可以降低血糖。

為了探討森林活動是否有助於提升癌症的療癒效果，李卿曾經在2005年請12位37到55歲的日本男性上班族在長野縣參與三天兩夜

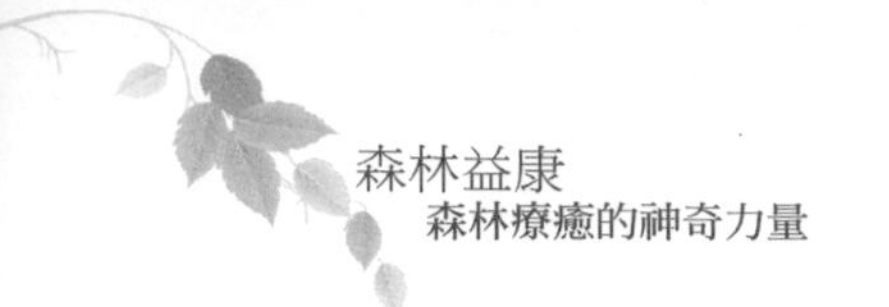


森林之旅的研究。第一天在雜木林裡散步兩小時，第二天上午在紅山櫸木散步兩小時，下午在杉樹林內散步兩小時。分別在出發前、一日後、兩日後和三十日後的早晨進行抽血。結果發現：比起在都市環境，人在森林活動的時候，體內自然殺手細胞的免疫活性會增強，第二天比第一天增加26%，第三天上升了52.6%，對疾病的防治有幫助。

2007年，李卿又在長野縣對13位女性護理人員進行三天兩夜森林之旅的研究，也得到免疫增強的結果。

在2008年的研究中，李卿也發現在森林覆蓋率高的地區，居民罹患癌症的死亡率比起森林覆蓋率低的地區居民為低。

這些「自然殺手細胞」可以直接和外來的病菌結合，釋放出顆粒溶解素（granulysin）、穿孔素（perforin）、顆粒溶解酶A（granzyme A,GrA）和顆粒溶解酶B（granzyme B,GrB）強化各種免疫反應來清除病菌，協助人體對抗或殺死腫瘤和受病毒感染細胞，被稱為抗癌蛋白，有助於減少癌症的發生率。在森林散步後的第七天，這些效果仍然維持，自然殺手細胞的活性也增加40%，三十天後仍然提高20%。以上的 果在男女受試者中都得到證實。

另外，2009年，近藤照彥等人在群馬縣利根郡川場村對十九位平均七十四歲的長者作研究，也有一致的發現。李卿建議一般民眾每月進行一次森林浴，以達到良好的抗癌保健效果。比起罹患癌症後再來治療，不如事先進行森林活動，防範癌細胞的生成，深具預防醫學的意義。

## 疼痛管理

親近或觀賞綠自然可以有效降低疼痛感，減少病人對止痛藥的需求，增進醫療效益。1984年，美國德州A&M大學教授羅傑・烏爾里希（Roger Ulrich）發現，膽囊開刀後的病人如果能從病房看到窗外樹木，身體會恢復得比較快，住院天數比較少，手術後像頭痛或嘔吐的併發症比較輕微，也比較不會被護理人員作負向的紀錄。在病房中只能看到磚牆的病人需要注射比較多像嗎啡這類的麻醉劑止痛，而看得到樹的病人比較多只需要口服的止痛藥。

1993年，烏爾里希也在瑞典的烏普薩拉大學（Uppsala University）附設醫院的加護病房中，對160位接受心臟手術的病人進行實驗。他把病人分成六組，分別在病床尾端設置圖畫架，讓病人很容易看到。六種佈置分別是：「廣闊的森林和水景」、「被籬笆圍繞的森林」、「直線抽象畫」、「曲線抽象畫」、「白色油畫圖板」和「沒有圖畫版」。結果發現，在病床上看得到森林和水景圖畫的病人，比起其他組病人有比較低的焦慮感，也比較不需要由靜脈注射止痛藥。他們在手術後的頭痛和嘔吐情況比較少，康復出院的速度比較快，治癒率大幅提升。相對地，看到「被籬笆圍繞的森林」的病人並沒有出現這種效果；而看到「直線抽象畫」的病人

**表 2 觀看牆景與樹景的病人使用麻醉藥量比較**

| 麻醉的強度 | 止痛藥的用量 | | | | | |
|---|---|---|---|---|---|---|
| | 0-1天 | | 2-5天 | | 6-7天 | |
| | 牆景 | 樹景 | 牆景 | 樹景 | 牆景 | 樹景 |
| 強 | 2.56 | 2.40 | 2.48 | 0.96 | 0.22 | 0.17 |
| 中 | 4.00 | 5.00 | 3.65 | 1.74 | 0.35 | 0.17 |
| 低 | 0.23 | 0.30 | 2.57 | 5.39 | 0.96 | 1.09 |

引用 Ulrich 1984

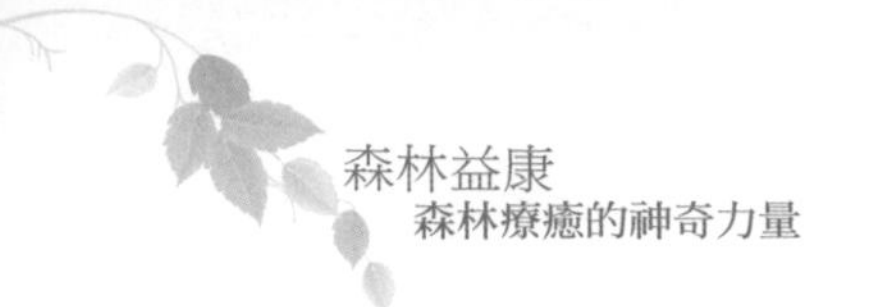


卻有比較嚴重的焦慮感，可見得眼睛所看的景觀越自然越能幫助提升健康。

1992年，米勒（A.C. Miller）等研究者發現，為嚴重燒燙傷而感到劇痛的病人更換傷口處的衣物時，如果能讓病人觀看有森林、花、海洋或瀑布的影片，再加上柔和的音樂，可以有效減少疼痛感和焦慮。

## 活力和防跌

有些醫院的報告指出，定期進行森林散步活動後，可以使高齡者和失智症患者的腿力增強，達到不錯的預防跌倒訓練效果；精神科患者的病情也有明顯的進步。

除了上述的效益，在日本的研究也發現，森林散步可以降低血糖、舒緩大腦左前額葉的皮質活動。從預防醫學的角度來看，森林活動可以維持健康。親近森林也可以輔助許多疾病治療的效果。研究指出森林活動對心臟病的預防有幫助，對呼吸循環、高血壓、狹心症、心肌梗塞、胃和十二指腸潰瘍、過敏性腸症候群和風濕的治療都有幫助。例如：肺炎的病患，在接受抗生素治療時，可以配搭運用森林療法提高療效。

## 運動體能

根據日本厚生省和東京大學醫學部的合作研究，參與者在森林裡進行定量的運動，參與者在森林運動時和

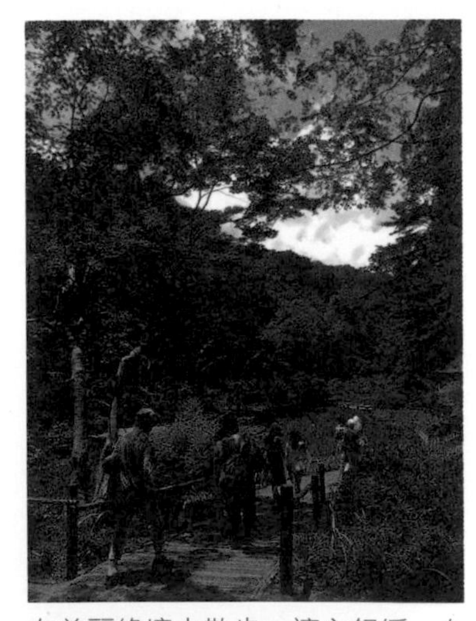
在美麗綠境中散步，讓心舒緩、身體更有活力。上原巖提供

運動之後，氧氣攝取量都比在城市中增加，反映代謝功能精進，呼吸系統得到活化。相對地，由「主觀的運動強度」（Ratings of Perceived Exertion, RPE）來看，參與者覺得在森林中所感覺的運動量比實際身體的負擔來得輕鬆，也會比在都會中運動感覺少負擔，氧氣的攝取量也比在都市中高。

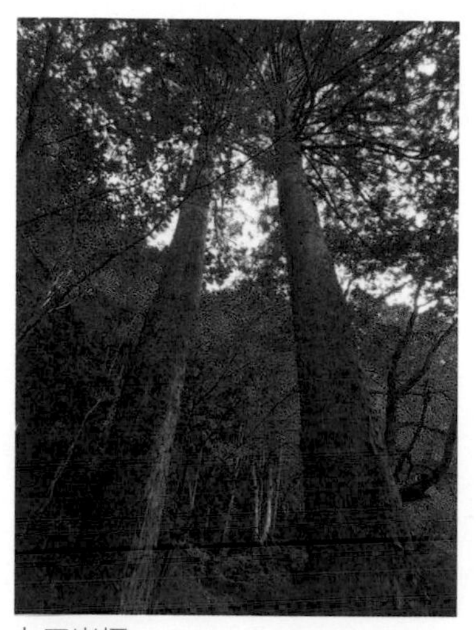

上原巖攝

## 適用的生理指標

我們根據國內外的文獻和台灣生物科技的發展，整理出十四項可以用來檢驗森林益康效果的生理指標。接著，我們一共請了14位學者專家從「可以反映健康狀態」、「在森林現場容易量測」、「反映放鬆及緊張狀態」和「測量穩定性」等標準作評定。依照大家評鑑結果的共識高低，這些指標依序是：血壓[1]、心跳[2]、心跳變異率[3]、末梢血流量（blood volume）[4]、呼吸[5]、膚溫/指溫[6]、皮膚電阻（galvanic skin response，GSR）/皮膚導電度[7]、腦波[8]、體適能（physical fitness）[9]、肌電圖（electromyograph，EMG）[10]、大腦含氧量[11]、腎上腺皮質醇[12]、澱粉酶（amylase）[13]和自由基（free radical）[14]。本章文末有這些指標的簡單說明。

馬偕醫學院的研究團隊收集了專家的意見並且比對實徵研究結果之後，推薦血壓、心跳和心跳變異率，反映自律神經的作用，作為目前研究森林益康的生理指標。

未來，配合我國生物科技的發展，在盡量不侵入人體的原則

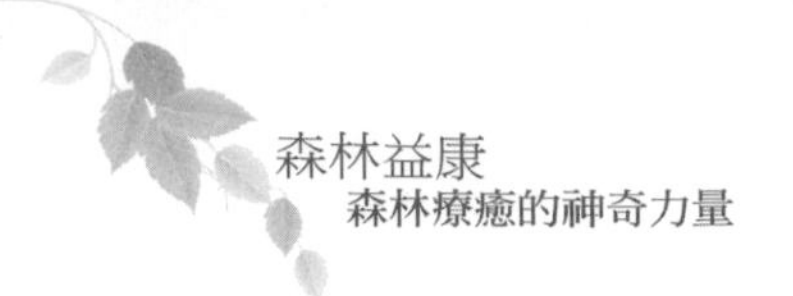


下可以增加新的指標，例如量測唾液澱粉酶、尿液中的腎上腺皮質醇、免疫球蛋白IgA、血氧量或瞳孔變化等。我們也可以從運動生理學的角度，採用「最大氧氣攝取量」及「主觀的運動強度」來反映人的運動能力。

如果參與者是醫療院所的病人，也可以參考園藝益康的相關研究，把對藥物的需求和攝取量、感染、運動機能、手術後住院時間和輕微併發症（如嘔吐）列入測量的指標。

值得注意的是，目前有關森林活動促進生理健康的許多研究是探討單次短期活動的效果，並且有更長期而且多次活動的研究設計，用「控制組」或「比較組」的參與者反應來參照分析，同時也要注意參與者的個別差異。上原巖在接受我訪問時（附錄2）也表示，森林的生理益康研究結果有時不穩定。因此要多注意方法的正確性的驗證。

雖然研究者不斷在尋找適當的科學實證資料，其實森林對人的幫助是超越量化數字的。從參與森林活動者展開的燦爛笑容、再生的活力、泉湧的創意，以及看待人、自己和環境的新眼光；人進到森林後，身心靈都可以得到正向的轉化！

## 把心交給大自然

就心理方面的效益，實徵研究發現，親近森林會使人轉化心情，減少身心不舒服的感覺，對人事物有更正向的看法，並且可以提升生活品質。

# 森林活動的心理效應

## 放鬆與正向情緒

森林活動對人有良好的減壓效果。在森林中散步，人的心情會變好。

日本的許多學者運用馬克奈爾（McNair, D.M）博士編製的情緒狀態側面圖（Profile of Mood State，POMS），請參與者就「緊張－焦慮」、「憂鬱－沮喪」、「生氣－敵意」、「精力－活動」、「疲倦－懶惰」和「混亂－困惑」六個層面表達自己的情緒狀態，由此也可以反映參與者在森林環境中的感受。

研究發現，參與者對森林的感受可能會受樹木種類、密度、步道寬窄等特性影響而不同。但普遍來說，在森林活動後的人，比起在都市環境中，更可以呼吸到新鮮空氣、感到舒服和平靜，心情變好，更有活力，比較不會有生氣和敵意的情緒。相對地，在都市裡的人會感到比較焦慮、疲倦、憤怒及敵意、無助、恐懼和混亂。舉例來說，前文所提到Park Bum Jin等研究者就發現這樣的結果，抱持較深的敵意人比較容易罹患冠狀動脈心臟病，因此森林活動至少可以間接降低罹患冠心病的可能性。

1991年，泰瑞・哈蒂格（Terry Hartig）研究發現，光是看著郊區的綠地林野的投影片而模擬散步四十分鐘，會比起在觀看市區照片或閱讀四十分鐘後，更能減少焦慮和憂鬱情緒。烏爾里希發現，即使只觀賞三到四分鐘的自然植物或水景錄影帶，也可以比其他只看建築物的受試者明顯地降低恐懼和害怕，提高正向的情緒。

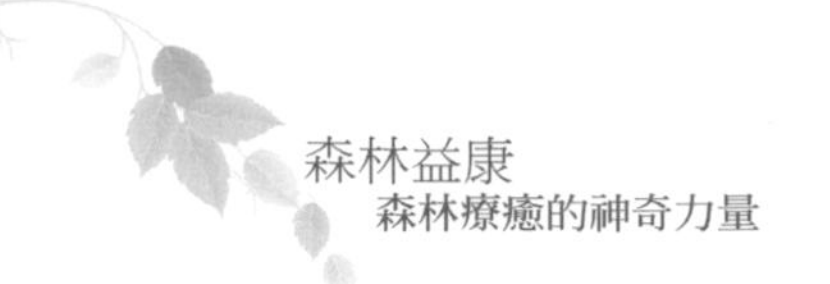


表 3 比較森林活動和成癮行為對轉化情緒的效果

| 森林活動 | 酒精、尼古丁、飲食過量、過勞等成癮行為 |
|---|---|
| ● 通常需要勞力 | ● 容易入手 |
| ● 通常花時間才有效果 | ● 通常有立即效果 |
| ● 滿足感高，情緒轉換的同時也能回復身心的平衡 | ● 常常伴隨著不安感 |
| ● 少伴隨著病態的不安與渴望感 | ● 效果早發現但也早消失，消失時伴隨著病態的不安與渴望感 |
| ● 預防生活習慣病，延長壽命及強化免疫力 | ● 導致生活習慣病，加速老化及壽命減短 |

引用瀧澤紫織 2006

具有多年臨床精神醫療經驗的瀧澤紫織醫師特別強調：「森林活動可以轉化情緒，達到放鬆的效果」是一個值得注意的現象。

醫學研究指出，生活壓力和憂鬱症、胃潰瘍、物質濫用或事故傷害有顯著的相關性。世界衛生組織預估，到了公元 2020 年，憂鬱症將名列引起失能和早夭的第二號疾病。

有些人使用藥物、酗酒、尼古丁或咖啡因等刺激性物質，或過量飲食、工作狂或耽溺於某些行為逐漸成癮，作為轉換情緒和逃避壓力的方法，雖然一開始似乎可以立竿見影，馬上得到紓壓效果，但是長久之後會嚴重影響身心健康。與其靠打針或吃藥，不如走進森林！以森林活動來轉化情緒、增進健康，應是比較安全而正向的作法。表3為森林活動及成癮物質／行為用以轉化情緒效果之比較。

## 減少身心不適感

一般來說，從事森林活動後的人較少表示自己有身心不舒適的

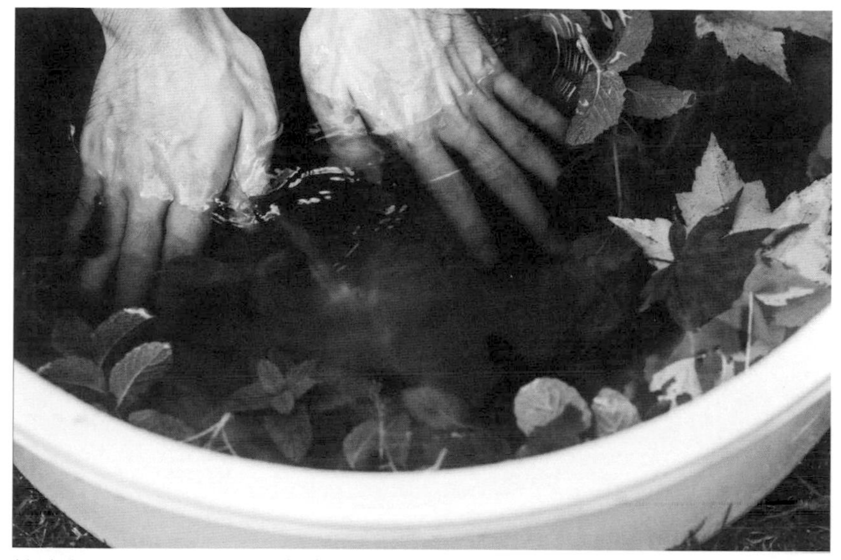

精神病友讓水穿過指尖，和葉子遊戲。紀成道攝

現象。

根據神山惠三的研究，日本都會區的上班族在東京奧多摩冰川地區海拔350公尺，樹齡為35年的柳杉林裡活動後，有67%的人覺得心情變好。無論是上班族還是原本就住在山村環境的人，都感覺在森林中解除了疲勞，精神更飽滿。

2003到2005年期間，陽明大學陳俊忠教授在海拔約3000公尺的大雪山森林遊樂園區對遊客進行調查，發現森林旅遊可以幫助改善睡眠和心情、集中專注力、促進人際關係和釋放焦慮與壓力。

馬偕醫學院的研究團隊在2000公尺高的太平山原始森林及海拔500公尺的鳩之澤進行研究也得到一致的結果。森林活動之後，參與者比較少感受到頭痛、頭昏、腸胃不舒服、脖子肩膀硬、肌肉緊繃、心絞痛和專注力無法集中等壓力身心症狀，支持森林活動的益康作用（請見第6章）。

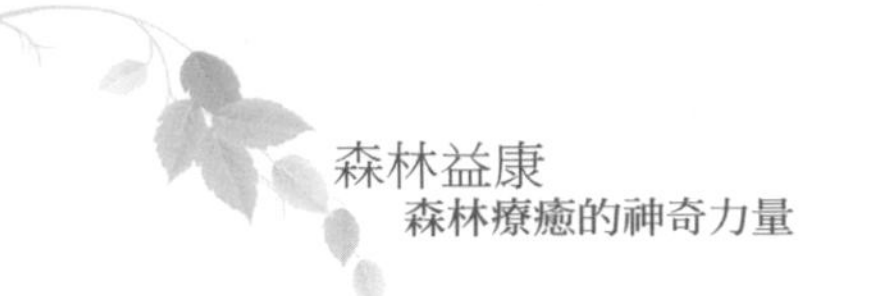



## 提升正向認知

親近森林可以幫助人對森林和人的看法更為正向。

日本的瀧澤紫織指出：在精神醫學中，認知治療法常被運用來改變我們的想法，以增進健康。一般來說，精神治療的效果指標可分為「提升自主性或欲望」、「提升情緒或衝動的控制力」及「提升與他人的協調性及同理心」等三大類。自從1999年起，瀧澤運用森林活動作為兒童和成人精神治療的輔助療法，發現確實有明顯效果。

瀧澤使用的方法很簡單，就是把患者帶到森林裡去活動，希望建立森林與人的良好關係。她是用「對森林感到舒適，逐漸地喜歡森林」為效果指標，也就是說，要建立森林和人的良好關係。有些人起初對於森林感到畏懼，但經過治療之後，漸漸放下不安和害怕，甚至開始喜歡上森林。同時，參與者的自主性、衝動的控制力、同理心及與他人的協調性也提升了。

上原巖在對有智能障礙的青年提供療育，和許多森林幼稚園的老師對兒童教育都有發現相同的效益（請參考第4章）。

孩子在森林內進行各式各樣的休閒活動，能幫助孩子改變認知，也可以改善人際關係，由累積小小的成功體驗，對自己產生信賴感。在自然中的休閒也可以刺激各種感官，也可促進大腦的平衡發展。

長者可以是森林的受惠者。臨床報告指出：巧妙地把森林散步配合於活動中，能夠提升病人的溝通和社會能力。例如，利用懷舊療法可以幫助高齡失智的患者喚起童年或早期的回憶，增加生活的樂趣。

瀧澤指出：森林療法是利用認知的變化協助參與者由負向思考轉變或正向思考，這是治療的關鍵。為了獲得治療效果，森林特性、指導員及參與者的各項條件相配合也是重要的因素。

## 提高專注力和癌症復健的生活效能

癌症護理專家卡連・辛普莉（Karlene Cimprich）教授發現，接受乳癌手術出院後的婦女如果經常身處森林等自然環境作有復原力的活動，身心健康會恢復得比較快，日常生活的態度也比較積極。

一般的癌症病人出院前會接受醫護團隊給予的衛生教育，被告知要如何自我照護。然而，病人通常會健忘，不記得這些該作的事，因而嚴重減低手術的效果，也降低生活的品質。另一方面，病人即使得到醫生開出一份宣稱「良好健康況狀」的報告書，出院以後仍然要面對層出不窮的適應挑戰，包括人際關係的緊張以及不能再從事過去愛作的活動。

辛普莉認為這些困難都與病人不能維持專注力有關。她請一群乳癌病人同意出院後每週從事3次具有「復原力」的活動，每次至少20分鐘。

雖然「具有復原力的活動」相當廣義，但實驗組的病人通常選擇在森林和其他自然情境中散步。另外一群控制組的病人接受一般的出院衛教、參與討論「休息」和「症狀觀察」，以及「自我照顧行為」的重要性。

剛出院時，兩組病人的專注力都有嚴重的損害。但是，在出院後3個月的觀察期內，實驗組婦女的專注力表現顯著優於控制組，也比較多人回到職場從事全時間的工作，並且開始為生活作新的規劃（例如減重、學音樂或作志工），生活品質獲得較顯著的改善。

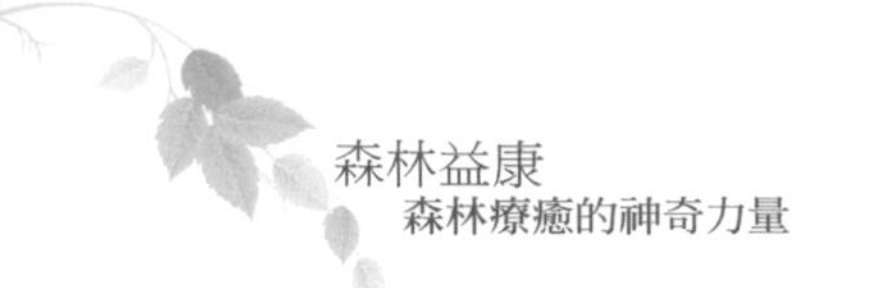


## 適用的心理指標

2011年，馬偕醫學院的研究團隊優先推薦「壓力身心症狀舒緩」、「減少負向情緒」及「對自己和環境的正向評估」作為益康森林的心理量測指標。未來我們可以再根據更多研究的結果，配合每個人想達到的益康目標，把「提高生活品質」、「恢復專注力」、「喜歡森林」、「學習、休閒、工作和人際效能」、「控制衝動及情緒調整」和「偏差行為的減少」列入指標。若是參與者為醫療院所的病人，也可以加入觀察「自主生活能力」為指標。

這些指標的量測可以用問卷或評定量表，請參與者自己或他人（照顧者、教師、親友和同儕）觀察填答；也可以用訪談、日記、手札或影音記錄的方法呈現。森林空間使用的頻率、時間、偏好和地點所作的建議，都可提供有意義的訊息，甚至醫療的費用和工作人員自身的滿意度都可以作為指標。

必要時也可以請專業醫師、教師及治療師審慎運用現成的量表，如簡短智能測驗（Mini-Mental State Examination，MMSE）評估當事人狀態。此外，我們可以參考「生命樹」，實際觀察、記錄和見證參與者的蛻變！

# 森林魅力的祕密

許多人把森林益康的果效歸功於豐富的芬多精和負離子，其實不只如此。森林中還蘊藏著許多化學性和物理性刺激因子，可以幫助人維持身心平衡和健康。

## 森林益康的化學性環境因子

太平山國家森林遊樂區地經理黃信偉在接受我們訪問時，曾經表示：「台灣林務局專業人員常說，森林有三寶：芬多精、負離子和氧氣。我們都很期待有精確量測的數據作深入的分析，更能安心叫遊客大口呼吸森林空氣。」

早在1932年，日本學者西川義方在所著的《溫泉與健康》就提到森林的醫療效果，書中寫到「樹木能處理氮素、安摩尼亞、硝酸和氯化合物，樹上所結的露珠可以去除空氣中的塵埃及細菌，以芳香和色彩，讓人感覺神清氣爽，不知不覺中，使人煩惱與苦悶趨於鎮靜。」

### 芬多精

芬多精（phytoncide）是多種揮發性化合物的總稱，指經由植物根莖、花果和枝葉所散發的芳香氣體，具有殺菌作用。Phytoncide的字根中，phyton意為「植物」，cidere意為「消滅」，有「植物的防衛能力」的含意。俄國東金博士發現芬多精能殺菌、防腐、防止具侵害性的昆蟲和動物成長。

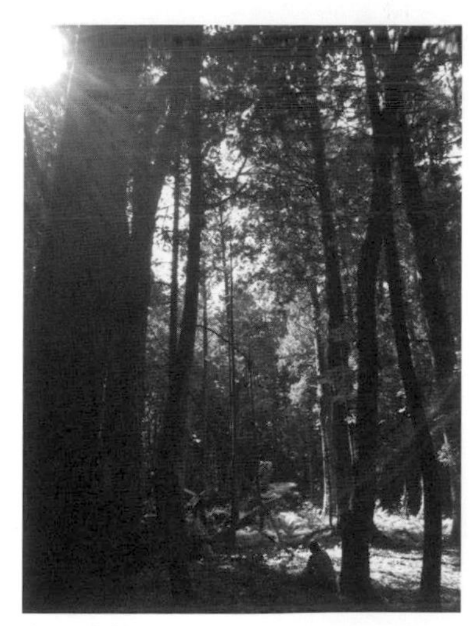
上原巖攝

芬多精的主要成分為三萜類化合物（萜苹，terpenes），含有相當多的異戊二烯結構，包括 $\alpha$ 松油、$\beta$ 松油等烯類物質。從森林中的大氣，可偵測到多種不同的芬多精，這些在

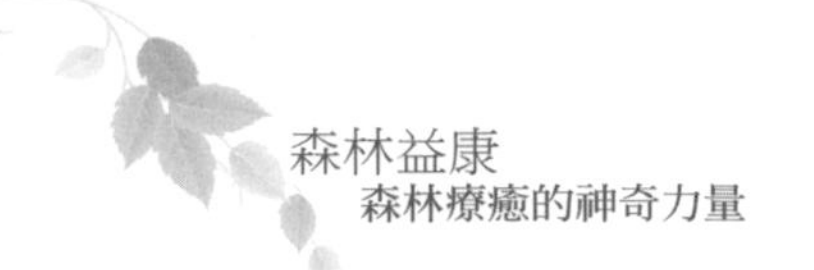



都市中並不存在或含量較少。

芬多精常帶有芳香氣味。植物是天然的香料最大來源，人稱「香料之母」。不同種的樹會有不同的氣味，因為所含芬多精的種類和組成並不盡相同。芬多精藉由風吹、樹葉摩擦、空氣中的水分子與負離子吸附而散發。人經由呼吸、皮膚接觸或口服來吸收。同一種樹也可以有數量和種類不等的萜苹。樹木不同部位所產生的芬多精，效果也可能不同。

一般來說，針葉林的松杉柏檜類，在萜苹的質與量上都是植物之冠。台灣森林學者王升陽和張上鎮曾經發表「森林裡的芳香維他命」一文，說明奧萬大國家森林遊樂區內的芬多精主要是單萜類，$\alpha$松烯佔了41%，其次是$\beta$松烯。

芬多精除了抗菌、驅蟲和散發高雅的天然芳香以外，對於人體可以有強心、提振精神、鎮痛、抗發炎和健胃等功能，並增強對環境的適應力和免疫力。松、扁柏、台灣檜木和冷杉等樹種的芬多精會抑制交感神經和壓力賀爾蒙，對人體中樞神經系統有安定的作用，具有安眠、抗焦慮和鎮痛的功效，使人在森林中感到舒適、放鬆和減低壓力。

芬多精也可以增加自然殺手細胞和淋巴細胞內抗癌蛋白質的濃度和活性。自然殺手細胞具有對癌細胞的免疫功能和防止病毒感染。東金博士稱芬多精是「賦予人類生命氣息的物質」是很有道理的。

## 負離子

負離子是帶有負電性的化學元素或化合物，和芬多精有「空氣維他命」之稱。在環境污染或焦慮等壓力狀態下，人體內的正離子

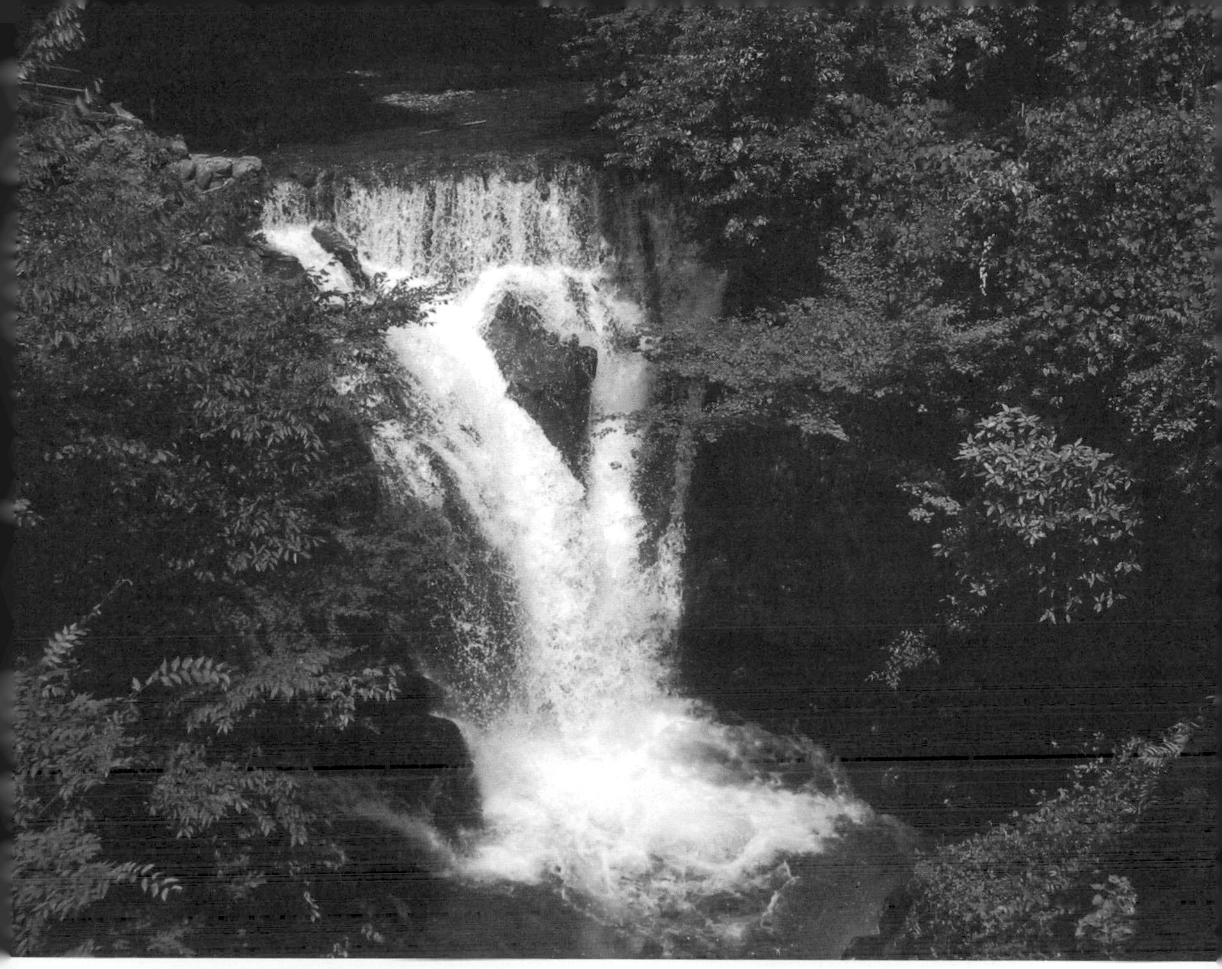

水花四濺的空氣充滿負離子。廖天賜攝

數量比負離子多，影響正常的生理反應，血液釋放出多餘的生物氨（biological amines），造成身體容易感覺疼痛、不舒服、血壓亢進、過敏、疲勞和燥鬱不安等症狀，而使人心神不寧。

負離子普遍存在於大自然中。負離子能幫助人體恢復恆定狀態，能鎮靜自律神經，促進新陳代謝，增強血液循環和心臟收縮，減輕高血壓，預防血管硬化，也能幫助呼吸器官提高肺功能。在心理方面，呼吸負離子能使人精神安定，消除頭痛和焦慮，改善睡眠。

在飛流直下的瀑布周圍和浪花飛濺的海岸，空氣中含有大量的負離子，稱為「瀑布效應」。森林中的植物也不停地釋放負離子。在森林中對著瀑布深呼吸，常會令人感到沁涼無比，心曠神怡。

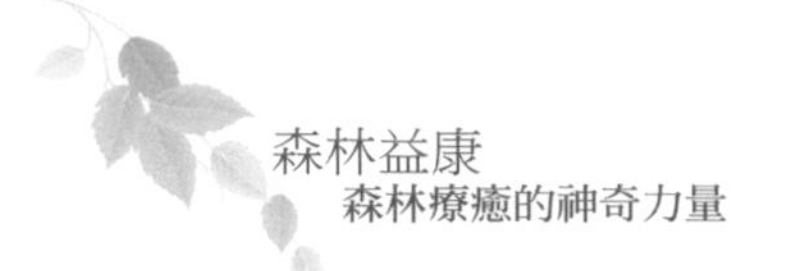



人體需要的負離子約700個/毫升，都市室內只有30到70個/毫升，而天然森林瀑布區的負離子濃度可達50,000 個/毫升。位於高山的森林低窪處，會因為山的高低造成電位差，而產生負離子。

位於台灣新北市烏來區的內洞森林遊樂區因有連續三層瀑布，加上四週都是茂密的森林環抱，推測負離子含量每立方公分可能高達10萬個/毫升，是一般瀑布的十倍，更是市區的二千倍。

## 森林益康的物理性環境因子

當我們由市區轉移到森林中，身體會對溫度、氧氣、氣壓和濕度作機能的調適，產生「移地養生」的效果。

### 溫度

森林有「天然冷氣機」的美稱。在進入森林一百公尺內的闊葉林中，80%的太陽光熱能會被樹冠吸收，可以調節氣溫，也能減少紫外線的傷害。在夏天的白天，闊葉林內的溫度可以比森林外的溫度低攝氏五度，冬天和春天高一度。

### 空氣

森林被視為「大自然的過濾器」，綠色植物透過光合作用，把空氣中的碳從二氧化碳分離出來，可以提高空氣品質。

在露天的自然環境中，氧氣濃度通常比室內高出10%到15%。在室外呼吸氧氣， 若再加上冷空氣的刺激，可以改善肺泡通氣，提高肺泡中氧氣的張力，從而使血液中的氧氣增加，對呼吸道、心臟及血液等循環器官疾病的病人有幫助。近年來的研究顯示，在森林中活動對於心血管疾病的改善有實質的效益。

## 氣壓

森林的海拔高度差會形塑不同的林相和特殊的地形氣候景觀。療養地的氣候可以分為穩定而對身體幾乎沒有刺激的「保護性氣候」，以及溫度、濕度、氣壓和大氣狀態等變化較大的「刺激性氣候」兩種。我們要依照各人的健康狀態作選擇，避免造成過度負荷而引起反效果。

根據阿岸裕幸博士和降矢英成醫師的見解，中低海拔的療養地通常具有「保護性氣候」條件，適用於一般人，對於身體有鎮靜作用、能調理血液循環、呼吸功能和新陳代謝，使身體放鬆。

相對來說，如果在海拔較高的山區森林進行活動，通常溫度和氣壓比較低，日夜溫差比較大，有些地區的風和日光強烈，紫外線會增加20-30%，屬於「刺激性氣候」地區，可能具有氣候治療的功能。由於身心受到強烈的刺激，呼吸會變得較深、心跳會增加，身體的代謝功能也會活躍起來。

日本山梨縣環境科學研究所曾經進行一項「高原地區環境對人身心影響的效果」的研究，發現：比起在低漥地區，人在海拔800至1,500公尺的高原地區運動時所產生的「氧化壓力」比較小，對健康有益。

就強化心肺功能方面，高原地區對輕度疲勞的人和低血壓的人比較合適；對有嚴重高血壓及一般高齡的長者就比較不適合。因為對於心臟可能會造成比較大的有負擔，所以罹患心臟病的人一定要注意。

以上所述是日本的資料，我們必須把不同地區的自然和人文地理特性考慮進來。根據馬偕醫學院團隊在海拔500公尺的鳩之澤和

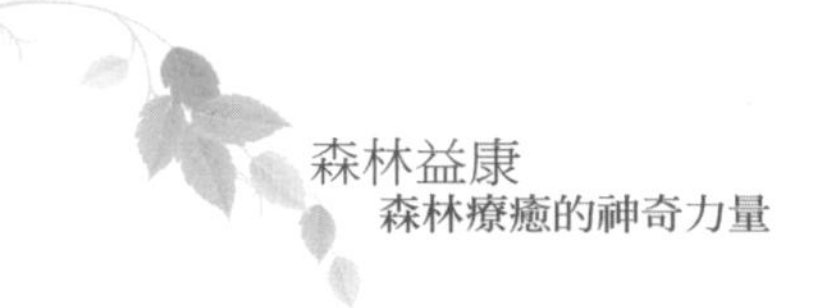


2,000公尺的太平山原始森林步道所作的研究，發現兩處的森林都有降低參與者血壓、心跳加快和末梢血流量增多的益康效果（參閱第6章）。

## 風速

森林內的風比較柔和。一般來說，和森林邊緣的距離越遠，風速會越低。根據研究，進到樹高10公尺的闊葉樹林100公尺內，風速可以比林外減低10-20%。森林內，由於風的吹動比較溫和，相對濕度通常比林外高5-10%。

除了以上的特性，茂密的森林能過濾灰塵、淨化空氣、阻隔噪音，加上綠色對人的眼睛是柔和的，令人更舒適健康。

# 適用的環境指標

基於測量的方便性和經濟性，我們建議先以溫度、濕度、氣壓和負離子作為探討益康森林的環境指標。這些指標可以由客觀的量測及參與者主觀的感覺來反映，等日後人力物力提升或量測技術改善時，可納入芬多精、雨量及地形等物理性環境因子的量測數據，更完整地呈現森林的好處。

## 註

**1血壓**

血壓是血液由心臟送出時在動脈血管內所產生的壓力。120/80以下是理想的收縮壓/舒張壓，139/89以下是正常血壓，140/90至160/95是偏高血壓，161/96以上就屬於高血壓。一般來說，當人處在緊張狀態時，血壓會增高。

**2心跳**

心跳是指心臟每分鐘跳動的次數。正常成年人的心臟是每分鐘跳60到100次。心跳的加速可能是因為緊張，也可能是運動後的結果，能增加氧氣的吸收。

**3心跳變異率**

心跳變異率或心律變異度是指心跳間隔時間的變異值，是由自律神經活動所產生的波動，反映交感神經和副交感神經系統的平衡狀態，常被用來推測運動過程中身體的疲勞程度和缺水的狀態，以及情緒的焦躁不安、緊張或其它外來壓力所產生的影響。

低頻功率反映交感神經的活性，和焦慮呈正相關，通常呼吸加速會使血壓上升。高頻功率反映副交感神經的作用，呼吸變慢，血壓下降，反映身心的放鬆。

**4末梢血流量**

末梢血流量是指人體週邊血管的血流量。當人體緊張時，交感神經興奮，心臟加強收縮，把血液打入重要組織器官內，同時週邊組織的血管收縮，血液減少，以因應危險情況。當人體放鬆時，副交感神經興奮，讓週邊血管擴張，有比較多血液流入末梢血管。

末梢血流量不只是反映人體放鬆或緊張，也可反映運動的效果，促進心臟跳動而使血液循環順暢，導致末梢血流量增高。

**5呼吸**

人體安靜時呼吸頻率為每分鐘12-16次。當人在害怕、興奮或生氣時，

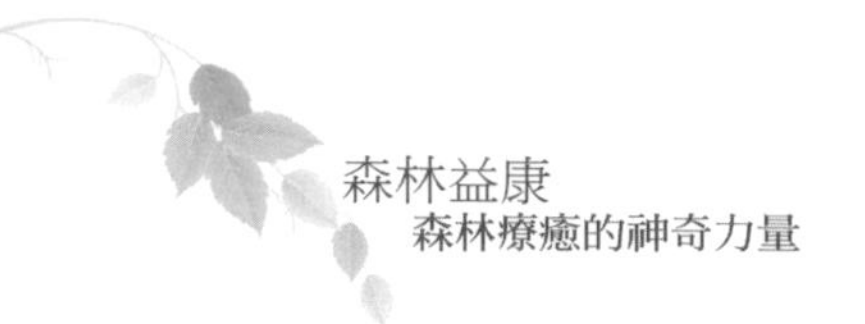


呼吸通常會加速。

**6膚溫/指溫**

人體週邊皮膚溫度約在攝氏31-35ºC間。放鬆時，末稍血管的循環比較好，使手指溫度上升。

**7皮膚電阻/皮膚導電度**

當人緊張時，交感神經興奮，比較容易流汗。溼的皮膚比乾的皮膚容易傳導電流，使電阻反應減小。當人處於放鬆狀態時，會降低皮膚的導電性，使皮膚電阻升高。

**8腦波**

人體的腦波依頻率（每秒鐘震動次數）可分為$\alpha$、$\beta$、$\theta$和$\delta$波等，依序反映「放鬆平靜又清醒」、「清醒」、「意識中斷，身體深沉放鬆」和「深度熟睡，無意識」的狀態。

**9體適能**

體適能是指身體適應的綜合能力，主要包括心肺耐力、肌力與肌耐力、柔軟度和身體組成等四要素。目前台灣衛生福利部推廣的體適能檢測分為「身體質量指數」、「坐姿體前彎」、「一分鐘仰臥起坐」和「三分鐘登階」測驗。

具有良好體適能的人可以適應各種的環境變化，有活力從事日常生活或工作及處理緊急突發事件，比較不容易感到疲憊。在壓力情況下，人的體適能會降低。

**10肌電圖**

肌電圖是記錄肌細胞電位以量測肌肉緊張程度，數值愈高，表示肌肉的緊張程度愈高。

**11大腦含氧量**

血液藉由心臟的壓縮運送到大腦，供應大腦細胞所需的氧。如果大腦血流減少或運動量不足，含氧量會下降導致昏昏欲睡。增加大腦含氧量，通常可以使人增加活力、放鬆心情、改善記憶和紓解壓力。

**12腎上腺皮質醇**

腎上腺皮質醇是一種「壓力荷爾蒙」。人體處在壓力狀態下，它的分泌會提高血壓和血糖，並且抑制免疫系統的作用。

**13澱粉酶**

澱粉酶是從胰臟分泌出來的消化酶，幫助食物澱粉的消化與吸收，可以抑制口腔中細菌的生長及附著。當人處於緊張情境時，血液或唾液中的澱粉酶濃度也會上升。

**14自由基**

自由基是帶有一個單獨不成對的電子之原子、分子或化合物。人體內的自由基是免疫反應和代謝過程中所產生的副產物。在一定的濃度範圍內，自由基可以幫助傳遞維持細胞正常生理功能和生化反應的訊號，也可在人體遭受細菌感染或受傷發炎時，利用免疫細胞殺菌機制來清除外來細菌。但是當自由基的含量超過細胞所能夠承受的濃度時，會破壞DNA、RNA、脂質、蛋白質和細胞膜，使細胞無法維持正常的生理功能。

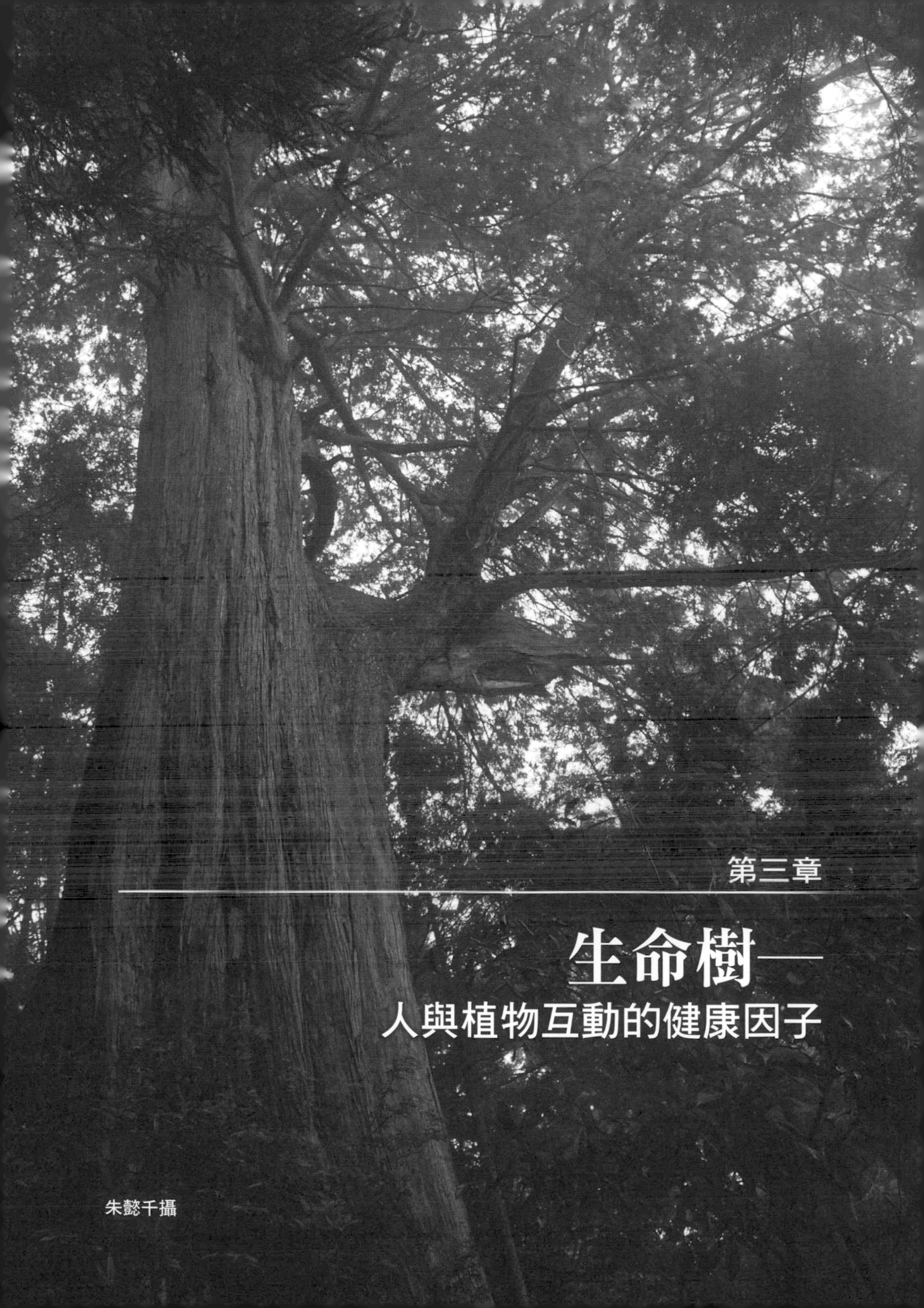

第三章

# 生命樹——人與植物互動的健康因子

朱懿千攝

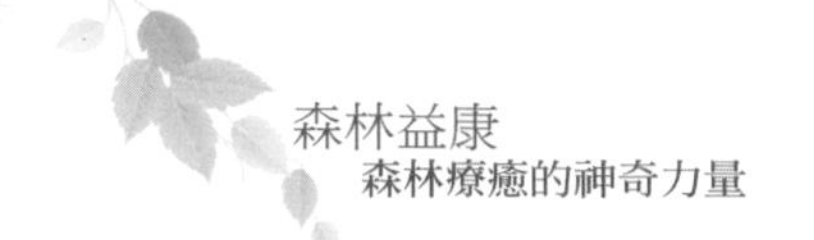


來一帖芬多精，浸泡一早晨的森林浴，

聽森林正在呼喚，大自然低低吟唱。

人類在大自然中，歷經時間、空間的轉換和身心的變化。生活在二十一世紀的我們，除了生計的安頓，也渴慕智慧的增長、活力充沛、心靈的嬉遊、美和信仰的滋潤。

回到森林和大自然重逢，可以盡情享受綠意，更可以把我們的身心靈需要訴諸天地。在森林中吐納，接收氣味、溫度、聲響、色彩和光影，在美景中找到自我，一路踏出回家的小徑。森林裡的眾生皆大歡喜，所有的瞬息織成永恆。

在思考森林益康的理念時，人本主義大師亞伯拉罕・哈羅德・馬斯洛（Abraham Harold Maslow）的需求層次理論很快浮現在我的腦海。馬斯洛認為，人類的內在動機是促使一個人不斷成長發展的力量。動機由不同的需求所組成，他在1943年，提出人類有「生理、安全、愛與歸屬、尊重、自我實現」等五大層次的需求。到了晚年，他提出修正，在尊重的需求之上，又增加知和美的需求。

馬斯洛認為，人類的需求層次有高低和順序之分，一層一層地往上推升。這個意象讓我聯想到一棵大樹的種子，蘊藏了將來長成高聳昂揚大樹的一切潛力，枝葉層層疊疊，往上伸展。這也正是森林益康的絕佳象徵。

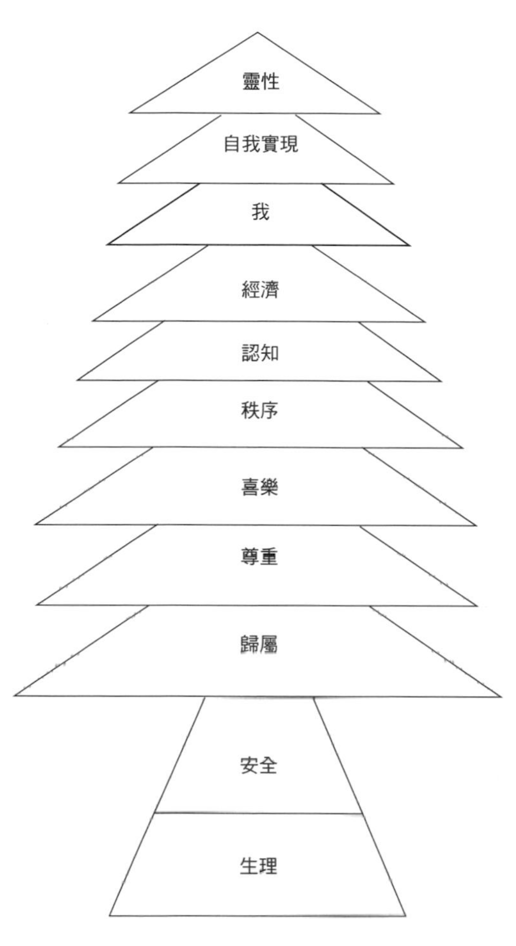


圖 3 生命樹—人與植物互動的健康因子
引用林一真 2005

# 生命樹的滋養

我把森林益康的好處，以「生命樹—人與植物互動的健康因子」的模式（以下簡稱生命樹）呈現。我認為人類接近植物時，可以獲得身心靈各方面總共十一個層次的滿足，包括「生理」、「安

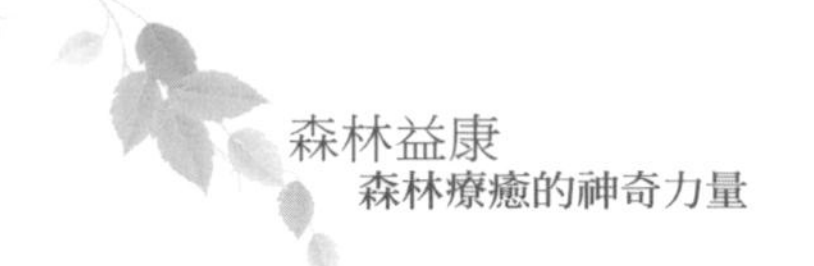



全」、「歸屬」、「尊重」、「喜樂」、「秩序」、「認知」、「經濟」、「美」、「自我實現」和「靈性」，如圖3。但是，在這棵生命樹中，並沒有特別強調先後次序，許多層次的需求可以同時得到滿足。

2011年，廖天賜老師引介我們拜訪森林學前輩林文鎮博士，承蒙贈送許多著作。其中，很欣喜發現林博士早在2000和2001年出版的《森林保健論》書中引用馬斯洛的五個需求階梯理論，來詮釋森林的保健效益，雖是各自獨立平行的引用，卻有不約而同的領悟。

「生命樹」的架構可以作為規劃森林益康活動和場域的參考，也可以提醒我們：只要走進大自然森林中，就可以領受到豐富的身心靈禮物。

## 健康森林—調理身體

讓我們離開電腦螢幕和那張椅子，走進森林，盡情沐浴在一片深淺的綠。停止用大腦來阻擋自己的心靈，讓身體釋放所有的疲憊與壓力。

大自然的孩子整天在山林裡遊戲。少壯的人重新充電得力，高齡的長者和森林相伴健康終老。讓天地重新通過所有五官流進身體。葉子摩擦，雨打枝葉，溪水潺潺，蟬聲和鳥啼，天籟的樂音美妙。微風流竄，輕拂過肌膚，溪水流穿過手指或腳趾的清涼，山嵐微濕，溫泉洗滌疲倦。踩踏鋪著葉毯的土徑，花香飄逸，擁抱一棵千年的樹，貼觸光滑或裂紋的樹皮，仰臉迎接瀑布細珠的洗禮。

幸運的話，享受莓果、栗子和蘑菇這些「森林零嘴」。隨時大口呼吸空氣中新鮮的負離子、芬多精和氧氣。慢走、勞動、伸展肢體，恢復平衡感和專注力。躺在草地、樹根、吊床或長椅上放空，閒看和煦的陽光穿過樹葉在水波上閃爍，雨露在松針晶瑩。雲緩緩的移動，瞬間湧流成瀑布。

人倚靠著樹木，就是「休息」。再出來，神清氣爽，只帶走一身森林的香氣。

## 安全森林—安身、放心

森林中所有的聲音交響成安靜，沒有批評和建議，令人感覺安心、被接納和包容。藏身在綠色天地，從容凝視環境和自己。

樹根抓住泥土，像母親般保護大地。楊武男攝

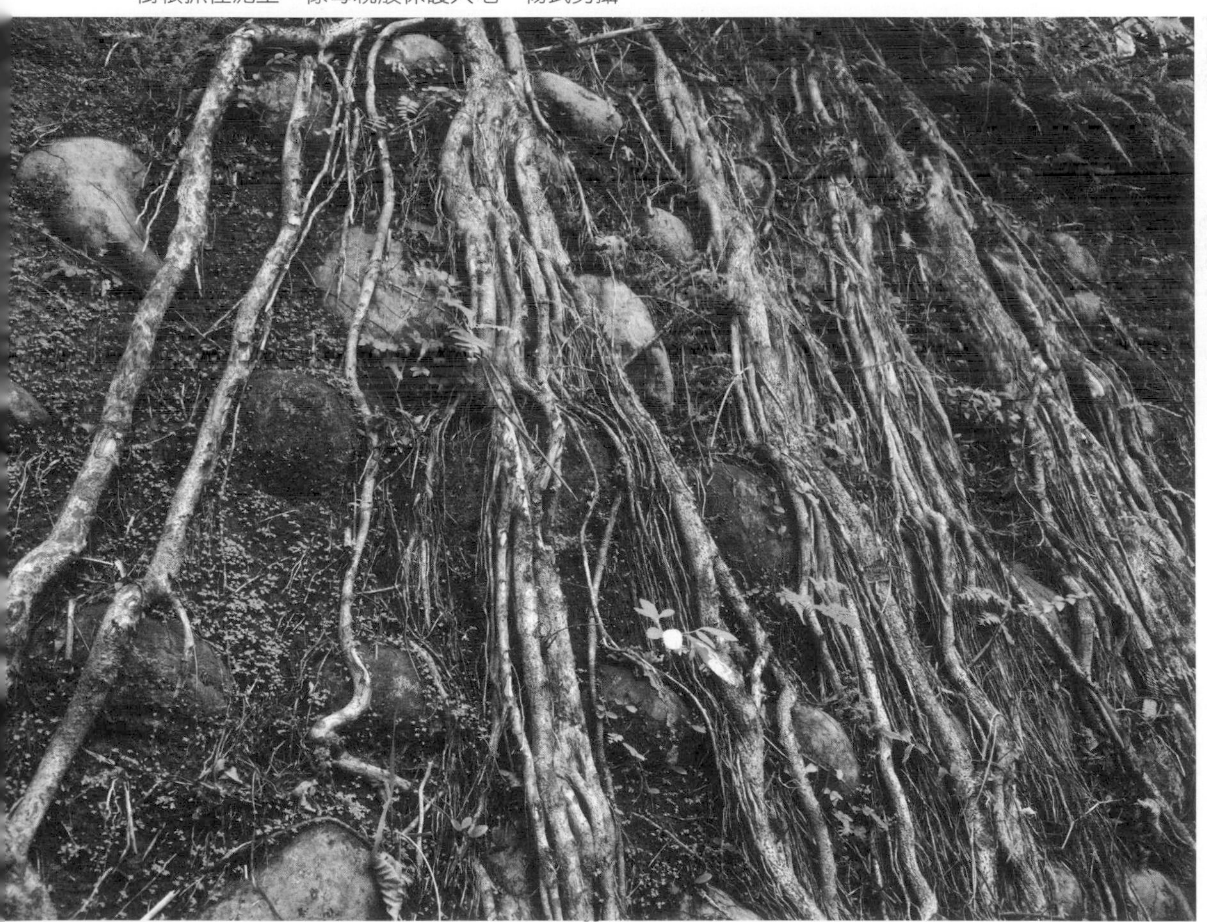

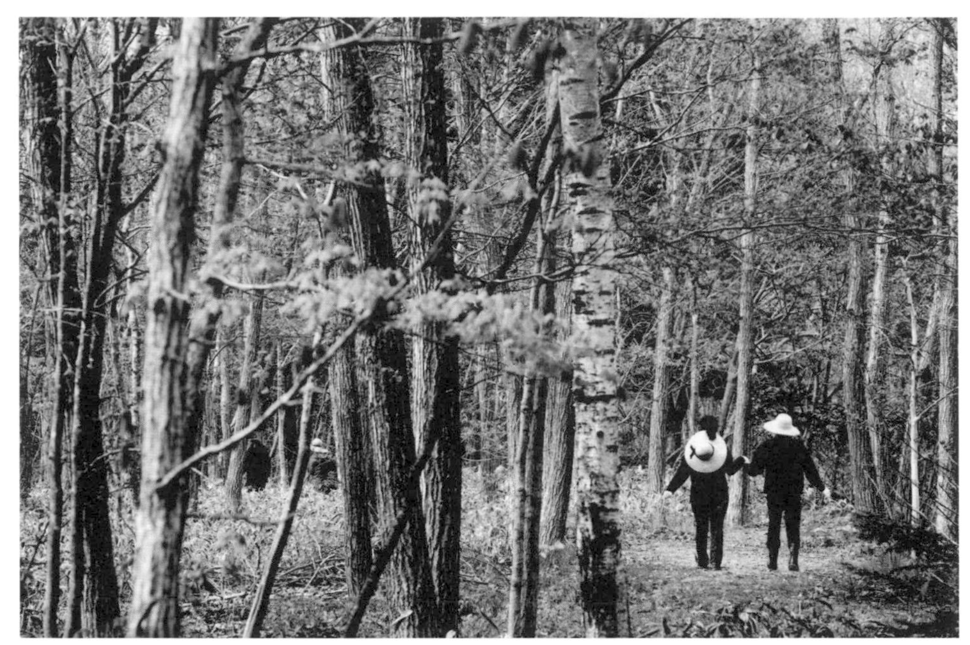
日本北海道苫小牧市植苗病院的病友結伴，說不說話都行。紀成道攝

森林像善於保護孩子的母親，整身像海綿一般吸水，樹根緊抓住泥土，擋風、除塵、淨化空氣和阻擋噪音，默默為人類作出無比的貢獻。不管有什麼變化，森林總是在那裡。在森林中，我們也要學習保護自己，避免危險。在可以憑靠的地方或坐或躺，歇腳喝杯熱茶，平靜安穩，充分享受森林的庇蔭，信步走在清爽舒適的步道上。

## 愛的森林—找回人與環境的聯結

森林可以是家以外的家。一個人到森林，可以會見自己和天地。若有知心的人陪伴相望，有親人朋友歡喜同行就是恩寵了。一起勞動、一起休息，一起分享、也一起歡慶生命。

帶著愛進入森林，動物、植物、微生物、礦物和空氣都是森林家族的一員。豐富的生態是森林的核心魅力，要善加珍惜。讓阿公阿嬤的孩子返鄉，讓年幼的兒童每天看的到父母。結合年長者的經驗和年輕人的創意，重建個人、社區和森林的生命共同體。

## 尊重森林—尊重生命

在森林裡眾生平等，各樣的人、動物、植物和礦物都要受到尊重。無論貧富強弱老幼，個人的隱私、安寧、文化和生命價值都要被保護。讓每個人保有尊嚴。在森林中，可以創造個人作選擇、獨立行動的機會。容許選擇一棵「我的樹」來擁抱、倚靠和凝望；在受尊重時，每個人可以培養自尊和控制衝動，慢慢活出自己的樣子，也以自己是森林的一份子為榮。

另一方面，人類也要尊重森林裡的其他生命體，在保護自己

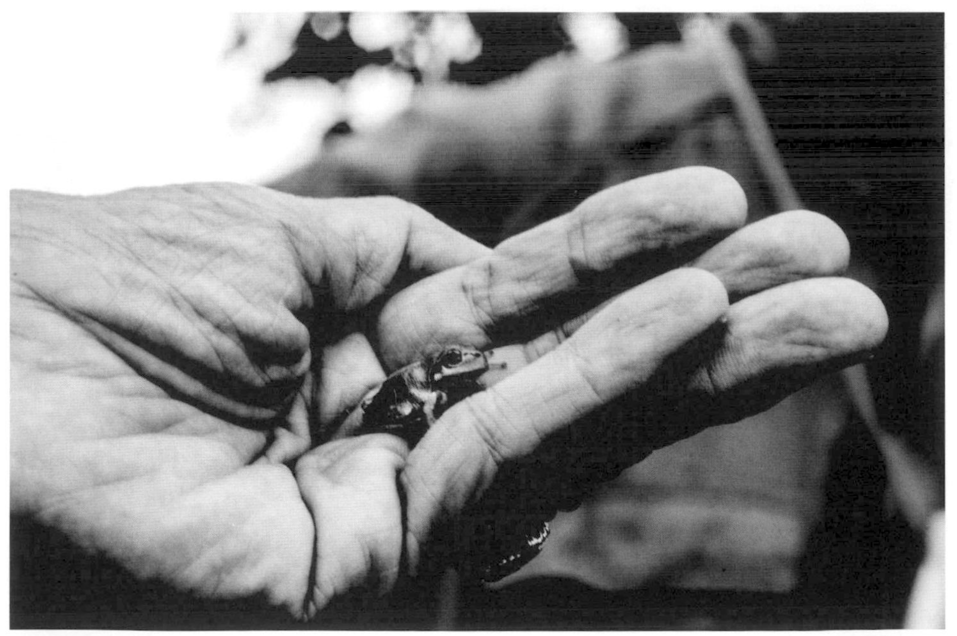

精神病友在森林中探索：「嘿！小傢伙，你好！」紀成道攝

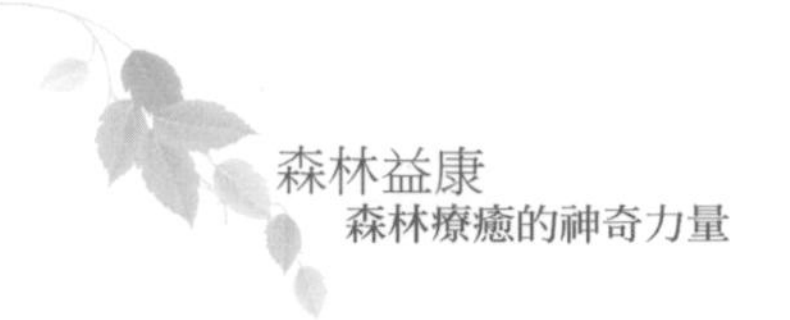


的同時也要保護生態。《森林的健康學》一書引述寺田寅彥先生的話：「大自然是慈母，同時也是嚴父。」當仰望森林時，我們會感受到敬畏、神祕。每一株可以存活的植物，都有來之不易的生命。

## 喜樂森林—快樂安祥，心曠神怡

在森林中解放身心，如閒雲野鶴，悠然自在，享受舒暢。就在當下忘記難過和病痛，像孩子般對大自然充滿熱情與好奇，對森林述說自己的喜怒哀樂。

叫「壓力荷爾蒙」去睡覺，喚醒「自然殺手細胞」的免疫功能。沿著步道發現許多書帶蕨和鳥巢蕨攀附共生在大樹上，像祖孫三代同堂讓人驚艷。找到一株童年相伴的植物，「啊！好久不見！」或是發現地上草叢野獸走過的行徑，「咦，有山豬拱過耶！」都帶來一陣歡喜！小孩在森林可以奔跑、發洩過剩的體力，開心喧鬧，即使是哭聲，聽起來也不那麼令人煩躁窒息。綠境使人心平氣和，充滿活力和希望，不知不覺中，情緒智慧（EQ）也得到提升。

對於不斷地在付出心力、勞力的上班族來說，回到森林是一種再充電，讓森林的風低唱撫慰疲憊的身心。住院的病人即使躺在床上或在窗邊觀看森林，也可以減少疼痛，忘掉憂鬱，能從醫院的藥水味和各種檢查中抽離，就可以得到喘息體驗更多心靈的自由。在森林比較放鬆的氛圍中，病人和醫護人員互動，也可以撿松果、鳥的羽毛和落葉回到病房欣賞。

別忘了眺望，安閒走在高低轉折的路上，哇！豁然開朗，被眼前的美景震撼，在壯觀的山光水色中感動屏息。

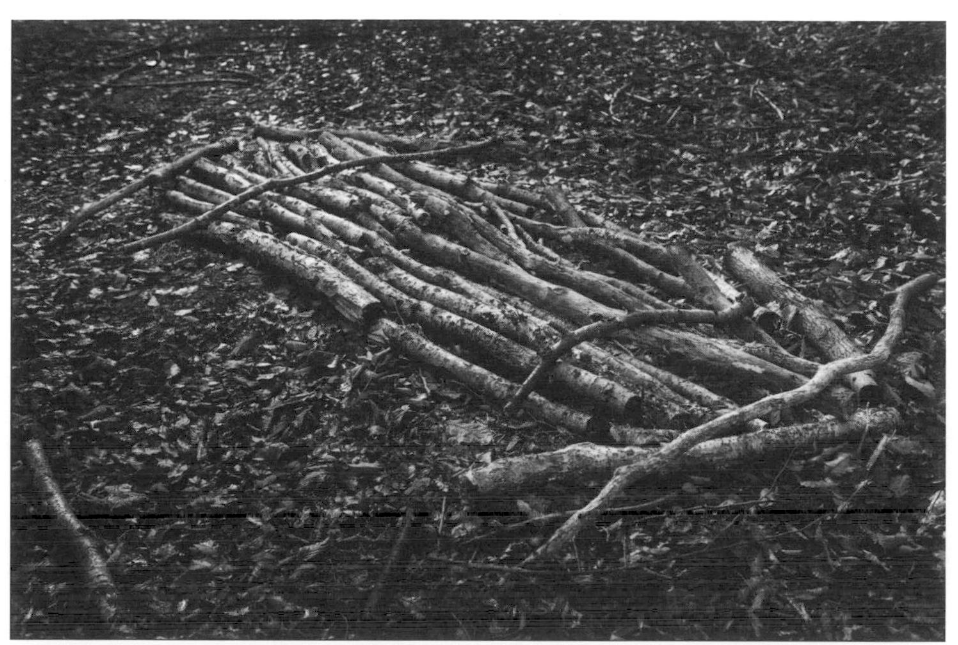

被丟棄的斷木，也可以美麗。紀成道攝

## 秩序森林—井然有序，自然韻律

他要像一棵樹栽在溪水旁，按時候結果子，葉子不枯乾。

（詩篇1:3）

森林是一本活書。看其中的生物瞬息萬變卻又亙古恆常，互相爭奪地盤卻又和諧共生。靜觀四季在櫻花粉紅、油桐嫩白、楓樹耀金和枝頭白雪之間繽紛變色，各具風采，使人心平氣和，沉著穩定。一天當中，坐看晨曦微光，旭日東昇，正午麗陽當空，午後雲湧成瀑，到落日歸西，變化中自有韻律。漸漸地，我們的生物時鐘得到調整。

在森林中少有都會的擁擠、噪音和衝突劇變，可以一個人很悠哉地走著。有伴也好，說不說話都行，就是沉澱放鬆。配合彼此的呼吸步調，搬運木頭或散步。也可以安靜坐著，讓冬陽把背烘暖，

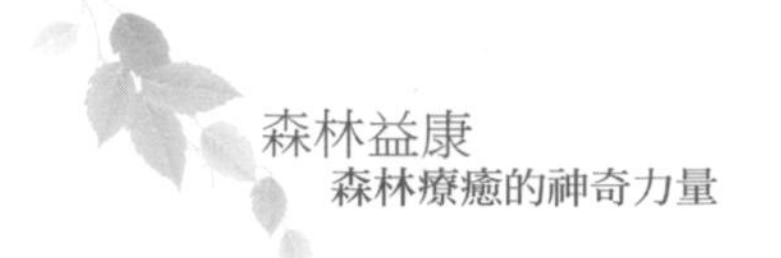


在夏天的和風中乘涼。

從不同角度看風景，在時間緩緩流逝的森林裡，師法自然，漸漸學會自主與自律，循著從容的節奏，和這世界的人及事和平共存。當夜晚或寒冬，我們也要容許森林的眾生休息，或降低喧嘩或提早離開。

## 智慧森林—啟迪靈感，增長知識

在美麗大樹下的教室逍遙學習，天文、人文、生態、地理、動物、植物和礦物，還有森林益康的好消息。進出森林，興致勃勃地探索。用清新的眼光看自然和自己。瞭解山林怎麼被過度開發而導致自然災害，認識土壤和水利以及在地的山產、野草和野菜。在森林中孩子發明玩具、大人領悟人生哲理、老人家喚回童年的回憶。

1963年，美國精神科醫師羅伯特．巴特勒（Robert Butler）提倡的懷舊療法，就是藉由展示童年的用品、玩具、出版品、照片和影像，催化參與者進行對話、活化大腦神經，促進適應行為。

日本長野縣北相木村的診所所長松橋和彥醫師鼓勵村裡的老人家回到從前生活或工作的森林，透過故事和回憶來增強生命活力。當年輕時代的記憶被喚醒以後，老人家表情變得生動了，話多了起來：「以前就是在這裡燒薪柴」、「整個村莊的人會一起種樹」、「這種草可以吃喔！」、「我們都是這樣玩的」。大家一起圍坐，訴說生命中光輝和黯淡的歲月。

每週一次的森林勞動成了老人家期待的快樂時光。身體能動的人負責整理樹木，失智的長者也能幫忙撿拾或修剪樹枝。拄拐杖的和坐輪椅的長者也來了，無法勞動的人可以悠閒散步或聊天說話。醫護人員謙虛聆聽前輩的人生經驗。在森林中，老人家和醫療人員交換了角色。森林懷舊活動可以預防或減緩高年齡者的失智和失能。

## 資源森林—創造價值

森林蘊含豐富的寶藏，是許多食材、藥材和木材的來源，也可以發展觀光、教學和製作有創意而實用的產品。

把葉脈拓印在衣衫上、提煉精油解除疲勞，把香草曬乾作芳香的「好夢枕」；摘果子、撈溪蝦、撿柴生火作炭、用小樹枝作筆等貼補家計也成了鄉里榮耀的印記。運用森林的產物製作生活用品或文創品，共享盈收並作公益。

在台東布農族的鸞山部落，森林博物館館長阿力曼和他的族人為了要搶救森林中珍貴的原始榕樹巨木群，規劃了環境教育、文化重建、族群交流、部落遊學、野外靈修和生態體驗等互動平台。阿力曼帶大家進入森林，感受百年白榕樹的呼吸，體驗電影「12生肖」的拍攝情境，品嚐原住民溫暖的飲食。鸞山部落透過觀光和體驗的方式，呼籲民眾愛護山林，也為地方帶來經濟效益。

由研究顯示，看到樹木，病人需要較少的昂貴止痛藥；某些疾病的病人的住院時間也會減短。森林活動可以預防疾病或療養復健、減少醫療照護花費，真是寶貴的「綠鑽石」！

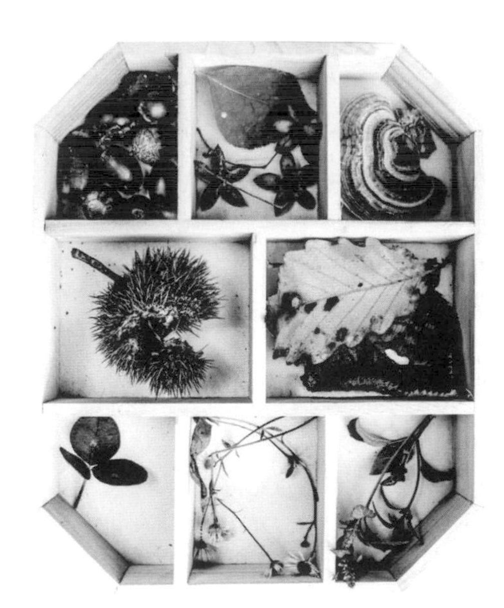

精神病友以餐盒中的條理展現森林的美。紀成道攝

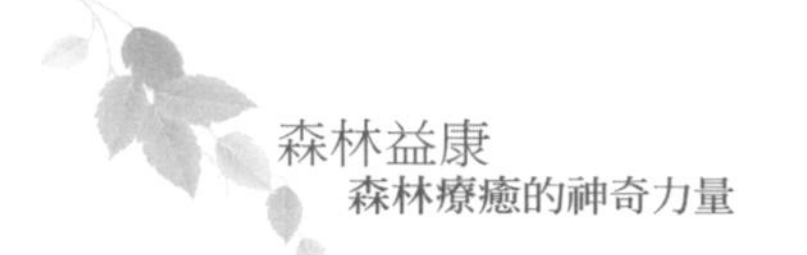



## 美的森林—感動與創作

每片葉子都有自己的脈絡，每棵樹都有美麗的姿態和風采。水、石、蝶、鳥、山光、雲影和天幕，顏色的協調與聲音的和諧，令人渾然忘我。森林是美的繆思、創作的泉源。音樂、繪畫、攝影和詩文，都來禮讚自然，卻無法複製。

## 圓夢森林—發揮潛能，自我實現

在森林中，容許自己面對挑戰。或許只是稍稍再撐住一口氣，再多走幾步路，或是和大家聯手把一整座暗黑陰鬱的樹叢披荊斬棘，開拓出一條路見光明，流下的汗水，把悲傷揮走，身心舒暢。親嚐經風霜而不搖，終於盼得春風迎面、滿樹新綠的成功滋味。看

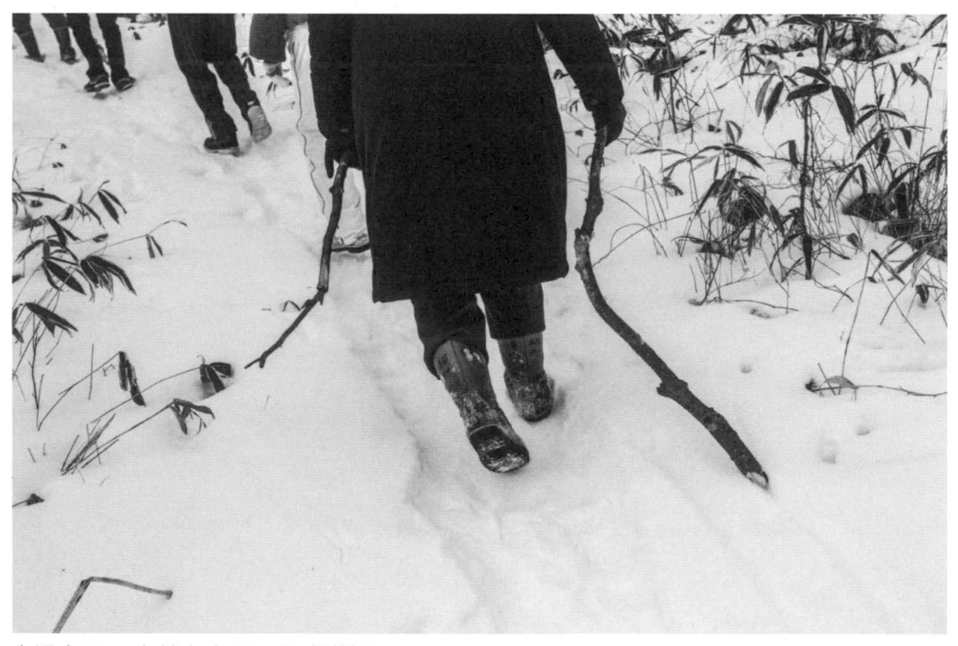

走過冬天，春就在盡頭。紀成道攝

一片岩石上盤根崢嶸，蔚然成林的樹木，涵養為理想堅持的勇氣。通過體力和意志的試驗，累積小小的「功德圓滿」經驗，開發出新的力量，新的可能性。

在森林裡，人人都可以捲起袖子，為森林貢獻出力，恢復豐富生態。就像《賴桑的千年之約》中的主角賴倍元，人稱「台灣樹王」。他以三十年的歲月耗費20億元，種下30萬棵樹，成功復育青翠的森林，並且再集人氣，和蟲鳥動物植物共生，續寫森林文化和自己故事的新頁。

瀧澤紫織指出：「美麗殘存的大自然，開始萌芽的大自然，或者說是受了傷仍然守護著倖存者的大自然，還有許多象徵希望的事物存在。」2011年3月11日東日本經歷大海嘯和地震，死傷慘重。大地震改變了山河自然的景觀面貌，曾經有人呼籲必須禁止進入大自然活動。台灣在2012年也有蘇拉颱風，當時我們正在太平山作實驗。太平山莊的園區多處崩塌，也引起林務專家反思，必須調整方向，地質比較敏感的地區不應再開發，而必須敬重山林的自然本相。2015年8月8日台灣經歷蘇迪勒颱風，許多樹木被攔腰吹斷露出蒼白的「肚腸」。然而我們也可以從受傷的森林見證「再生的力量」。

## 靈性森林—人與天地和解

前進森林，我們以為是走出去，其實是走向更深的心底，和天地相容。由凝視大自然、寄情山林，我們可以探索自己和人的生命進程，領悟精神的永恆。在溪畔的樹下，默想生命的來去，生生不息，物換星移，更可以體會今人種樹，後人乘涼的道理。栽種或認賞一株紀念的樹，追念逝者——來取代短暫的氣息。

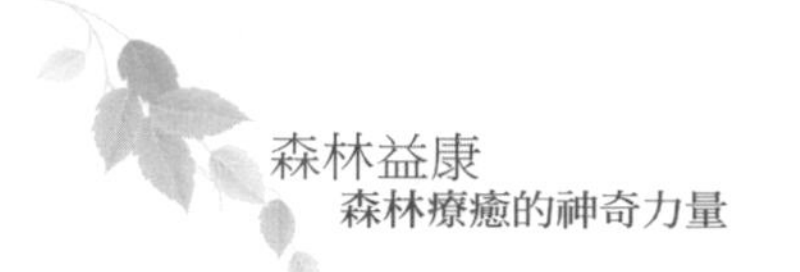


在許多民族的信仰裡，天堂是有樹林的大花園。基督教《聖經》的第一本書〈創世紀〉記錄，人類始祖亞當受造之後，被安放在伊甸園，其中有生命樹和善惡樹。聖經最後一本書〈啟示錄〉宣告：人類要回歸的樂園是新耶路撒冷，其中有生命樹長在生命河畔，它的葉子可以醫治所有的疾病。

在大自然面前我們更容易敬畏謙卑，心存感激，精神得到救贖，靈性接受療癒與啟發，回歸自由。大自然經歷天災人禍生生滅滅，依然有堅韌的生命力。我們身在其中可以超越個人的意識和經驗，體驗更大的圓滿，更高的真理。

當人遭逢巨大的苦難或失落時，一般難用言語來安慰。這時，栽種植物可以成為種下希望的象徵。台灣在1947年經歷二二八浩劫，人心受苦受驚，族群撕裂。我在第6章起頭引用詩人李敏勇所寫，蕭泰然譜曲的《愛與希望》，期盼傳唱的人把眼目轉向成長的樹木，讓台灣這片土地重新被愛與希望遮蓋。

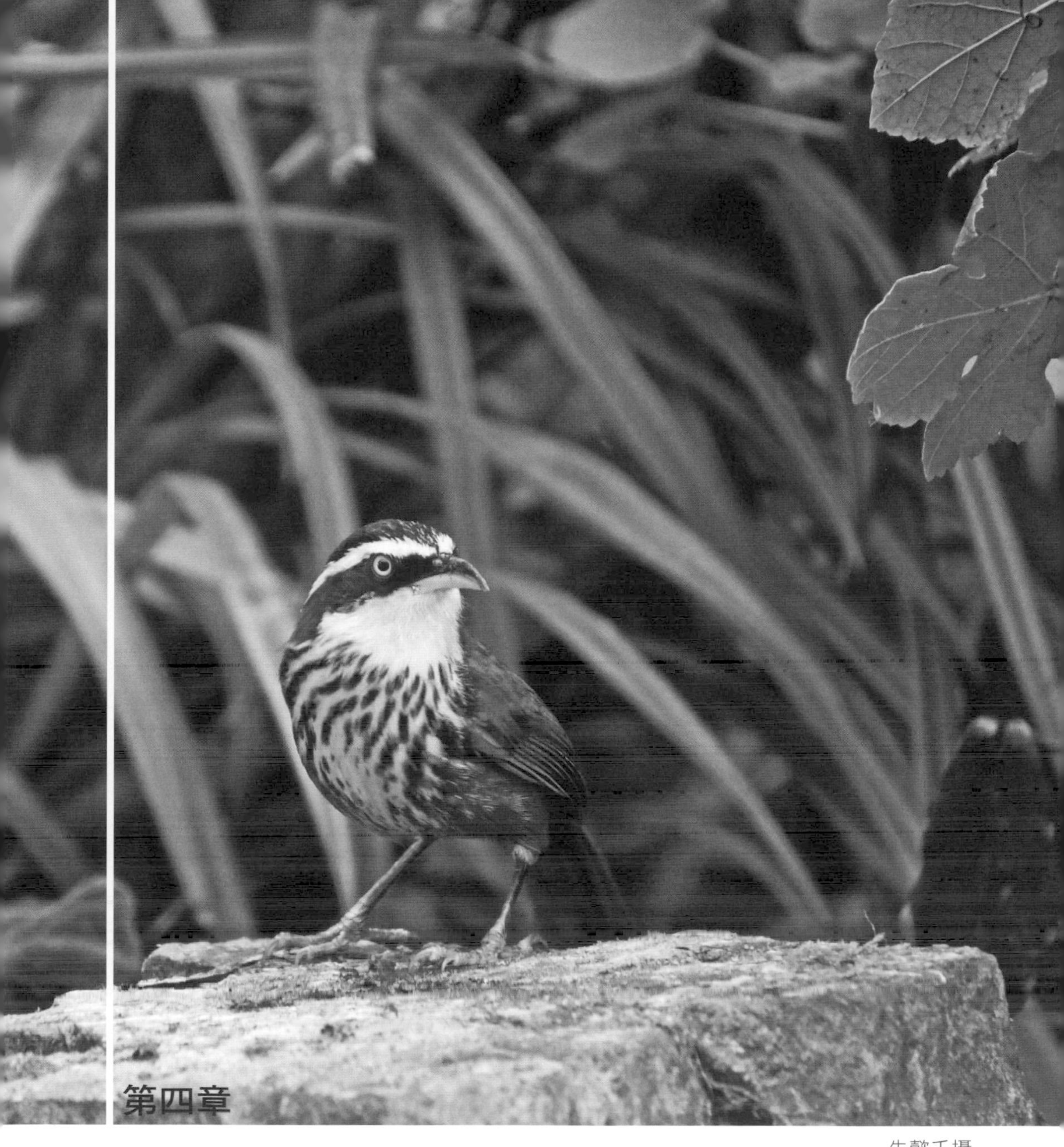

朱懿千攝

第四章

# 歡喜進森林——
## 森林益康的安排

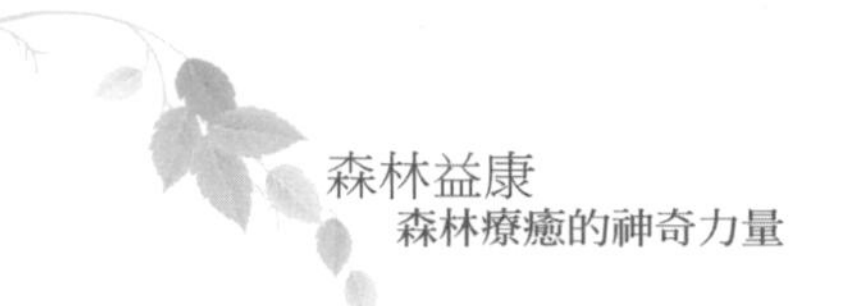



願天歡喜，願地快樂

願海和其中所充滿的澎湃

願田和其中所有的都歡樂

那時，林中的樹木都要在耶和華面前歡呼

〈詩篇96:11-12〉

# 誰來森林？森林益康的運用

如果願意，並且有正確的觀念和方法，任何人都可以選擇適當的森林來養生。

下面七類的人都可以運用森林來保健：

1.身體狀況良好而要維護健康的人。

2.想要預防「生活習慣病」的人。

3.想把「醫療」和森林養生搭配運用的病人。

4.需要心理諮商或治療的人。

5.高齡長者。

6.有身心障礙的成人和孩童。

7.醫護人員、教師、諮商師和陪伴病人的親友等助人者。

這樣說來，有誰不適合進入森林呢？其實人人都適合。但是罹患心臟病、急症、重症或懷孕的人應該經過醫師的評估許可，才能夠安心地參與森林活動。如果是有身心障礙或失智的人要參加，最好有人同行，並且選擇比較安全的路線。

# 可靜可動，安祥自在

隨著森林療法的風行，在日本各地有許多宣稱以「導入身心療養為目的」的森林地區。上原巖認為：「森林療法」不只是自由隨性的「森林浴」。必須有「健康的森林」、「有療癒力的環境」、「適當的森林益康活動」和「良好的引導者」，並且加上「量測的效果」，才可以稱為專業的森林療法。

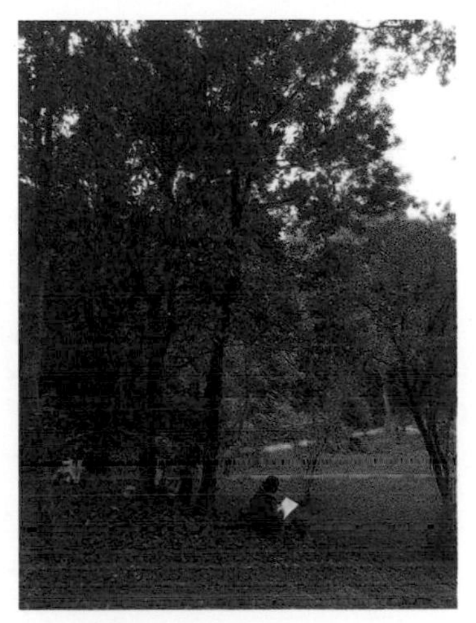
人在樹木旁就是「休」。
上原巖攝

## 森林裡，可以做什麼？

上原巖把森林療法分成「健康促進」和「治療及照護」兩大類。

「健康促進」的森林療法強調預防「生活習慣病」，以兼具「運動療法」和「身心舒緩」的森林散步為主。「治療及照護」的森林療法則是在森林中進行勞動療法或是心理諮商等，包括搬運木頭及冥想。

但其實，森林活動最好能兼顧「運動與舒緩壓力」和「勞動與療癒」。我們可以依照個人的需要和身體狀況，一面活用肢體感官來補充能量和紓解壓力，另一面也藉著運動或勞動增強體力和自信心。

森林益康可以有很多元的活動方式，包含：

1.運動—慢步、快走、瑜珈、打拳和作體操等。

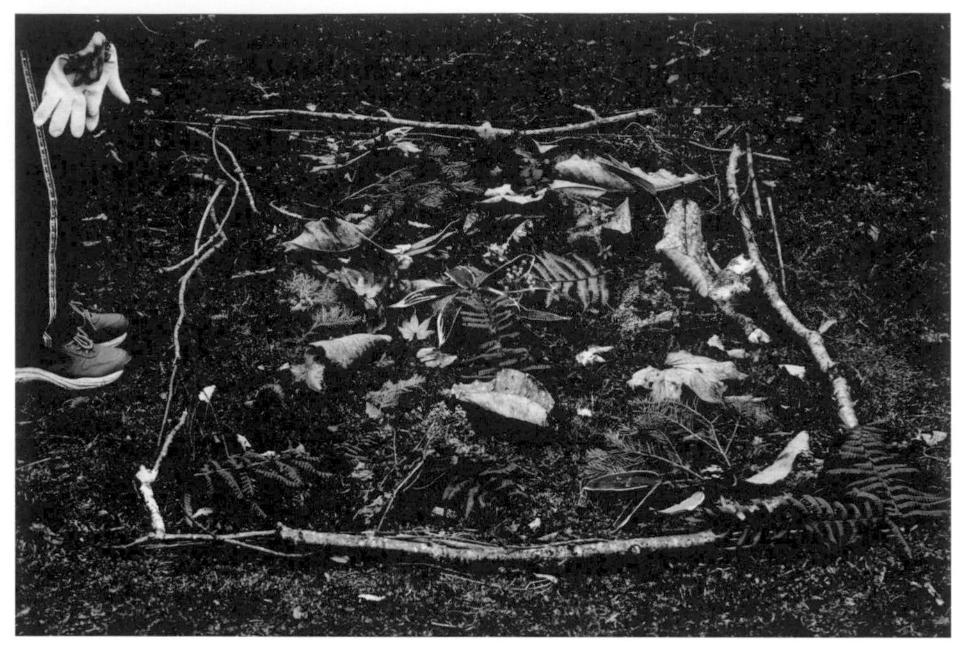

植苗病院病友的創作。紀成道攝

2.休閒—睡午覺、吟詩、唱歌、彈奏音樂、玩遊戲、採集和觀察昆蟲、賞鳥、玩水、泡腳和洗溫泉。

3.諮商—找一棵「我的樹」，自行冥想或經人引導面對自己，察覺環境，激發創意來解決問題，產生改變。

4.整理森林或勞動—動手製作窯灶或花壇、撿木柴和落葉碎枝、焚燒落葉枯枝、間伐（砍掉一些過於茂密的樹木）、除伐（砍伐過密或生長不良的樹）、修剪樹枝、鋸木、劈材、用短斧剝樹皮、搬運原木、撿或搬石頭、堆積腐葉土、整理可以勞動和休憩的場地或自然步道。

5.農事／園藝—按季節種植樹木、花苗、菇類、香草、蔬菜、稻、麥和茶等。

6.森林藝術—製作鑰匙圈、拐杖、長椅、扶手、鳥巢箱等工藝品，沐浴品、植物精油、摘葉子作口笛，寫生、寫作、設計花藝，最好能融入在地的文化和故事。

7.烹飪—運用當地食材調製風味餐，作麵、醃漬食物、作乾柿或烤地瓜等農產品加工。

8.文化活動—結合在地文化辦理活動，或進行懷舊療法。在森林中接觸以前生活經驗裡的事物，激發回憶和情感。

9.教育—開發養生課程或森林益康研習、開設森林幼稚園或小學、讓學生發揮創意作設計、搭建簡易森林休閒運動設施，或繪製森林地圖。

10.全人養生—配搭養生餐食、按摩、溫泉浴、芳香治療、藝術治療、健康諮詢或以靈性靜心等身心靈全面益康方式。

以上是國外一些常見的例子。其實，只要在安全和不過份驚擾森林生物的原則下，我們可以發揮創意，運用森林的特色，開發多彩多姿動態或靜態的森林益康活動。

其中，我針對「森林有氧運動」、「森林遊戲」、「森林諮商」、「森林勞動療法」、「森林全人養生」和「森林幼稚園」加以說明。

## 森林有氧運動

人體的休養不單只是休息和睡眠，也包含以不同性質的刺激來促進器官的功能。適度的運動可以活化呼吸和循環器官，隨著生理負荷逐漸增強，呼吸加深，肺活量擴大，有利於吸進更多的新鮮氧氣，排除疲勞狀態代謝所產生的乳酸，強化肌肉和骨骼，更可以促進腦內啡（endorphin）的分泌，令人感受快樂，恢復元氣。

森林很適合民眾進行有氧運動。人的腦部如果不能得到充分的

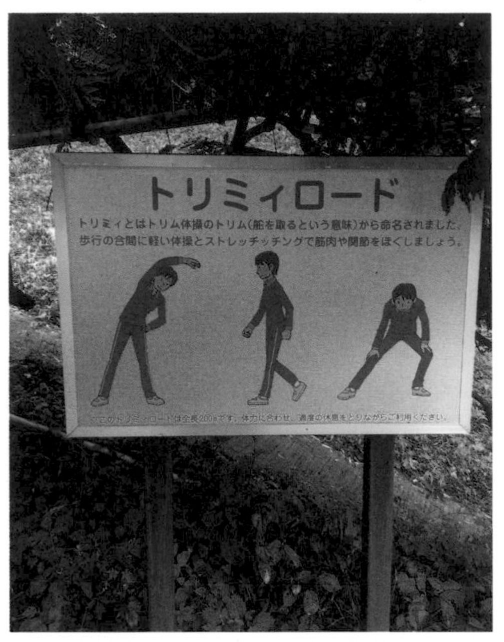


日本鹿教湯溫泉旁森林步道的運動標示。
余家斌攝

氧氣，就無法專注，精神散漫，沒有幹勁。在森林中運動通常比起平地的運動負荷大，熱量消耗大，消除疲勞的速度也快。散步、快走、慢跑、騎自行車、深呼吸、打拳或作韻律操等有氧運動都很合適。林間運動盡量以能出汗或稍有疲勞感最好。

雨後散步更是受到許多人喜愛的運動。雨後陽光的照射，會使空氣中產生大量的負離子，雨後的樹木花草更翠綠艷麗，道路和建築物更潔淨，可以幫助人的情緒由鬱悶轉向開朗。

以瑞士為首的歐美國家，盛行一種「生命夥伴」的活動。這是由一群森林學、身心保健及體能訓練的專家跨領域合作開發的課程，在森林步道中重覆進行輕型運動以維持健康，每期大約為一週。森林步道長度一般是300公尺到4公里不等，標準步道的距離約1.5公里，每次健行時間通常是15到20分鐘。

這種步道面上鋪設木板，對腿部比較沒有負擔，並且有良好的排水系統。步道上有保險公司無償設置的解說牌，用來說明運動的方法。這種運動對心臟或循環器官功能不佳的患者有幫助。和在繁華的市區中慢跑相比，吸收的噪音與排氣比較少，可說是經濟又容易做到的運動，相當受到民眾歡迎。在2005年，瑞士已經有約500

處這種活動據點，全歐洲則有1,300處。

在英國，為了預防心臟和其它循環器官的疾病，心臟學會和政府機關也合作，在城鄉的森林中建置健康步道。這種步道比較平坦，就連心臟功能虛弱的人也能行走，甚至坐輪椅的人也可以利用。為了提高民眾持之以恆地參加的意願，主辦單位訂定了可以累積的哩程數兌換福利的辦法。

我們可以從運動醫學的角度，針對參與者的身心狀況，配合環境特性，訂定要達到的目標，適當地設計運動，達到益康效果。

德國的自然療法通常由醫師先對參與者進行健康檢查，再依照運動負荷量表來訂定適合參與者步行運動的路線。基本上，越健康的人可以承受越高的運動負荷量。

一般人在運動以後的心跳數超過每分鐘100下，而且需要持續15分鐘以上，才能算是有氧運動。「快走」對一般健康的人非常有益，每分鐘走150公尺最佳。如果持續快走30分鐘以上，常會讓人獲得高揚感，可以使人擁有清醒的頭腦，提高大腦處理外來訊息的能力。

為了要持續充分攝取氧氣，在森林運動的人應該保持正確的姿勢，以中庸的速度來進行。一般來說，以自己「最大運動量」的60-70％之程度為宜。

我國學者林文鎮根據文獻，整理出適合不同年齡和健康狀態人士的森林步行距離、坡度和所需時間。他建議在森林運動的人可以選擇自己或家人喜歡又適宜的路線，以2公里為基本距離。出發前先設定當天要步行的距離，快走以達到有氧運動的程度，並且要持之以恆。

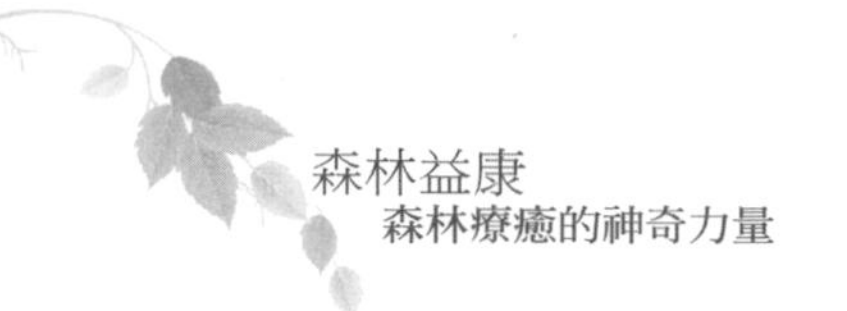


表 4 森林步行的參考標準

| 參與者族群 | 路程 | 平均坡度 | 所需時間 |
|---|---|---|---|
| 青年 | 10~15公里 | 9~17度 | 2~4小時 |
| 中年 | 5~8公里 | 5~7度 | 1~2小時 |
| 老年及婦孺 | 2~5公里 | 不超過3度 | 0.5~1.5小時 |

引用林文鎮 2000

## 森林遊戲

在森林中，就像孩子一樣地玩遊戲吧！美國的自然教育家約瑟夫．康奈爾（Joseph Cornell）教授研發了「自然遊戲」，鼓勵大人和小孩運用五官感受大自然。2015年，上原巖在台灣新北市二格山自然中心帶領森林療法工作坊時，所規劃的森林遊戲包含讓參與者尋找自己的樹、抱樹、全身躺臥在落葉堆中和分組尋找大自然的顏色等活動。

安全地使用木造的攀登設施和繩子爬樹，也可以作為增進健康的活動療法。爬樹讓我們的身體和樹木親密接觸，也能領略到達樹冠的成就感。高度的變化，讓我們得以換個角度，由原本只在地上看到樹下的視野，隨著高度開始留意樹林上方遼闊的景色，世界或許可以變得比較寬廣。

另外，最近幾年來深受歡迎的冒險教育（Adventure education，AE）有許多戶外活動可以讓參與者在森林中進行探索和體驗。冒險活動可以和心理諮商結合，成為「冒險治療」，潛力可觀。日本琵琶湖成蹊體育大學教授黑澤毅和林綾子就曾經研發在森林中冒險的教育方案，讓參與者在自然環境中面對自我和他人，並克服困難。

結果發現：參與者焦慮變低、重新得到自信、對成功的期許變高、提升生命的熱情。

2015年7月到10月，「亞洲體驗教育學會」在台灣舉辦「當攀樹遇上敘事」活動，就可以讓人由親近樹木而聯結到自已的生命故事。

## 森林諮商

諮商是指受過專業訓練的人員協助人運用資源解決問題，提升生活品質的歷程。一般的諮商多半坐在室內的椅子上，透過交談來進行。上原巖提倡的森林療法卻是由當事人單獨進行，或由專人一對一或小團體加以引導。

當事人和諮商師可以一起在寧靜的森林中步行，在樹木和花草環繞的環境中，呼吸新鮮空氣，體驗微風徐徐，或坐在綠蔭下調整呼吸、靜心冥想、自我對話、發現和接納自己。聆聽野鳥叫聲，迎接從枝縫灑進的陽光，一起遠眺森林；在森林芬多精洗禮下，親身感受四季的推移。這就是上原巖所說的森林愉悅的作用。森林諮商的優點就是可以把「森林愉悅作用」當成媒介，讓諮商更順利進行。

大自然分秒都在變化。但在悠長的歲月中，森林的變化又比各種生物平穩舒緩，森林的「舒緩」特性也能對我們造成正面影響。置身於森林環境中，可幫助我們瞭解平日從未意識到的另一個自我。即使只是在森林停留片刻，也能發揮「心理轉換療法」的功效。

儘管森林無語，卻能夠達到諮商效果，這就是森林諮商的最大魅力。上原巖就是擁有森林學和心理諮商雙重訓練的專家，在日本

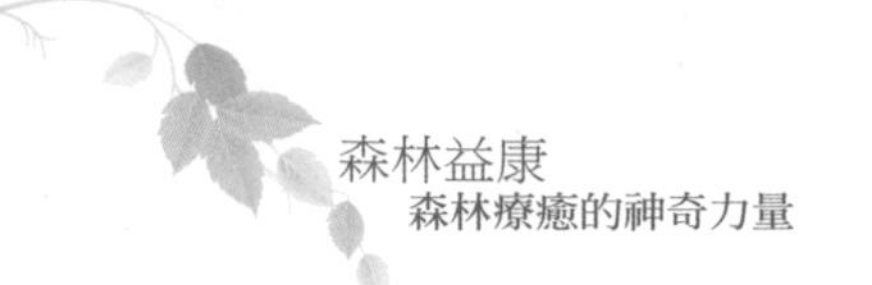


發展森林諮商。

森林中的冥想或行走可以是內觀，也可以是一種修行。在芬多精、負離子和氧氣豐沛的空間裡輕旅行，一直走進心裡。諮商師是導遊，透過真誠的陪伴和傾訴，讓每個人沉澱或啟動想要「不一樣」的念頭，和自我展開對話：

1.我的心最想念的是什麼？什麼才是我想要追求的？
2.現在，我因何事驚慌／憂慮？
3.當我遭遇困難時，我是怎樣活到現在的？
4.回顧以往，我一直作的人生決定有什麼共同性？
5.我最想要有的改變是什麼？回到生活，我最想要活出什麼樣子？
6.我擁有什麼能力？領受了什麼恩惠？
7.接下來，我可以有什麼行動或不行動？

因為離開習慣的空間，人的眼光往往得以拓展。森林不評價，也不批判。森林諮商創造一個新的可能性，使人獲得新的力量。

實徵研究指出：一個人在森林進行自我內觀後，煩惱變少，情緒比較緩和，自我包容度也變高了。至於團體諮商的效果，參與者的溝通意願和能力、團隊意識都有提升。臨床案例也顯示，讓輕微憂鬱症的患者漫步森林進行諮商之後，能使食欲與睡眠習慣恢復正常，更加接納和肯定自我。

## 森林勞動療法—社會福利機構的療育

以治療和關懷為主的森林療法，對於精神疾病治療和身心障礙的療育，都有顯著幫助。許多日本的社會福利機構已經把患者或學員帶到森林中活動。

森林勞動療法鼓勵人親自動手維護森林，同步提升森林和人的健康。其中，「親愛之里松川」是一個經典的範例。

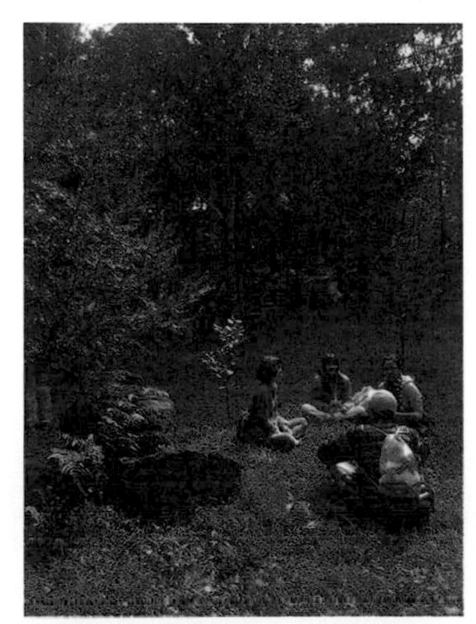
在樹蔭下傾聽我吧！上原巖提供

日本「親愛之里松川」成立於1997年，是為身心障礙人士所設的社會福利機構。創立時有30名學員，全都有重度的智能障礙，平均年齡27歲，大約四成有肢體或運動障礙。松川位在長野縣南部下伊那郡海拔780公尺的山上，四週環繞的是針葉林和天然闊葉林。機構座落在廢棄的石廠舊地，建築物旁都是光禿禿的土和大小不一的石頭。

起初，工作人員帶領學員到市中心一座相當氣派的都會公園，裡面有鞦韆和大型溜滑梯等運動設備。很意外地，員工發現學員對這些遊樂設施興趣不高，卻更喜歡在住處旁邊的山林裡面散步。

親愛之里的團隊就規劃出穿越森林、田間和村莊的健行路線。到了1998年，輔導員開始讓學員動手整理建築物周圍環境，包括開墾花圃，挖土、撿石頭、施肥和蒐集落葉，算是園藝益康。之後，漸漸發展出在森林裡進行更多元的勞動和遊憩活動，這可以說是日本實踐森林療法的濫觴。

森林活動有它的不確定性和風險，但極富潛力。療育結合了治療和教育。上原巖提醒，每次的森林療育活動都要先考慮學員的需要和身心狀態，訂定個別的目標，明列想提升的能力再配合現場的狀況來進行。療育的目標可分成四方面：

（一）身體能力—涵蓋步行、勞動和認知判斷能力

（二）溝通能力—包含會話理解、溝通意願和意念情感的傳達能力

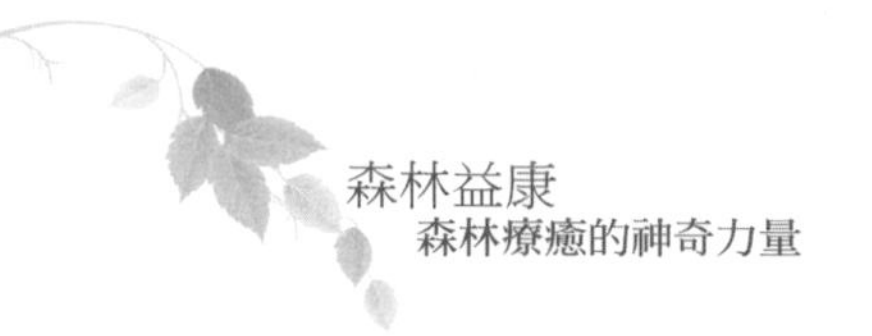


（三）情緒安定—減緩暴力行為或異常舉動、情緒和表情更為安定
（四）基本生活能力—生活規律、飲食控制和自主行為等能力

上原巖運用了散步、遊憩（遊玩、看風景、運動、午餐、吃點心）、疏伐樹木、搬運木頭、種樹、除草、整理步道、挖筍或生產香菇等活動。這些活動的特色就是進行「走路」、「握拿」、「搬運」、「觸動」和「發覺」等的簡單明確的動作和任務。學員在散步和勞動中展現出前所未見的喜悅笑容。

從事森林活動要持之以恆，才能維持穩定的效果。上原巖用文字和照片為學員作記錄，透過會議討論學員的改變，並且運用「常常做得到」、「時好時壞」和「幾乎做不到」的三分量尺來評估學員在森林活動前後的變化，有時也配合作腦波和其他量測來評估效益。結果顯示，在森林中，學員和工作人員的 $\alpha$ 腦波比在室內都有增加的趨勢，人更放鬆，也更清醒了！

上原巖曾經在著作和演講中多次敘說「親愛之里松川」三位學員令人感動的改變。我嘗試用「生命樹」的理念來整理這些學員的改變，印證森林益康的功效如下：

**生理健康**

在森林活動後，原本有癲癇的學員減少發作的頻率，對聲音比較不過敏恐慌，身體律動變活潑，可以走更長的路，生活更有規律。異常行為和行動障礙得到改善，基本的生活能力也得到提升。

**愛和歸屬**

學員很少再使用暴力傷害人或破壞物品，比較少口出惡言，願意和人溝通，學習為人著想，表情更富變化，樂於幫助或鼓勵他人。

**喜樂**

學員心理上的挫折感得到緩和，安定情緒，可以用動作和歌唱表達好心情，對事物充滿興趣，培養情感。期待到森林活動，展示在床榻上不曾出現的笑容！

**秩序**

願意配合指令，自己獨立進行勞動，在室內時主動整理衣物。失智的學員改善了症狀，提高日常生活能力。

**認知**

對外界的態度更為開放。減少怪異行為，以唱歌表達自己的情感，對植物表示好奇。

**自我實現**

自願澆水，餐前為他人擺放筷子，餐後清理碗盤，貢獻所能。

## 全人養生

各種養生方法主要都包含「能量補充」、「促進新陳代謝」、「使心情安定」和「讓心臟及大腦休息」等四個要素。如果時間充裕，我們可以靈活地整合散步、飲食、休閒運動、諮商、勞動、紓壓活動、治療和課程等方法進行森林養生。

課程方面，可以納入「森林益康」的理念和方法，讓人不只知其然，又可知其所以然。譬如，日本長野縣信濃町就提供森林健行和諮詢的課程。

許多來到森林的人，主要是渴望減輕生活或工作的壓力，再度充電，增強活力。日本有些森林地區提供全人養生的服務。

森林養生最好能夠融入森林在地的人文、歷史和環境特色，並且讓參與者在日常生活中也容易進行。比如說，可以利用森林的植

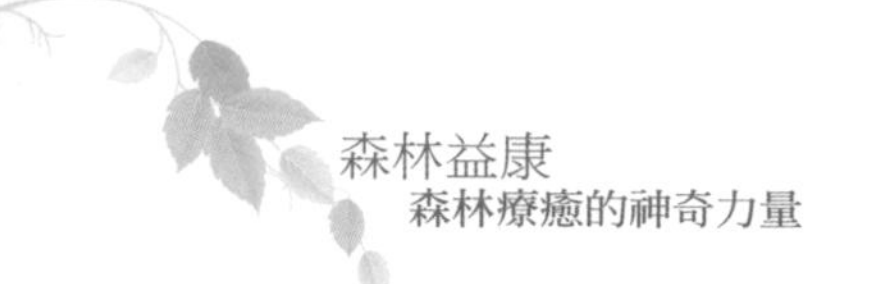



物來提煉精油。參與者先體驗芳香療法，放鬆筋骨和心情，把精油和森林的美好記憶一起帶回家。森林附近如果有溫泉，就來作「森林溫泉養生」。

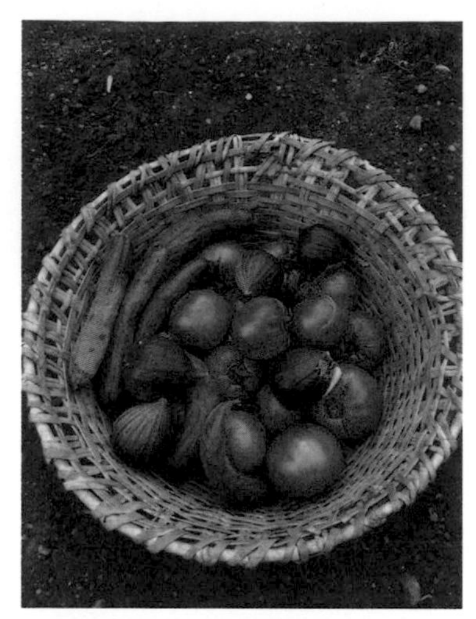

飽餐大自然，繽紛的顏色。
上原巖攝

飲食方面，可以運用當地當季的食材調配成健康的美味鄉土料理。「民以食為天」是古人俗諺。近年來，醫學界人士提倡腸軸線（gut-brain axis）的理論，強調人的健康與腸胃系統和大腦互相交互作用有密切的關係。用均衡的飲食維持體內微生物的生態平衡（microbiota）是保健的重要一環。如果能在森林美景前用快樂的心情享受可口營養的風味餐，一定很養生吧！

## 森林幼稚園

森林幼稚園並沒有圍牆和天花板圈起的實體建築物，而是以森林作為教室，讓孩童體驗和適應大自然。風雨天就彈性地運用登山小屋、溫室或廂型車作為庇護場所。在森林裡，孩童自由使用肢體盡情跑跳遊戲、爬樹、學習表達、團隊合作、開發五官感覺觀察野鳥和小動物、聽故事、唱歌謠、抒發情緒、運動、測試本能解決問題和提升想像力與創意。

1950年代，丹麥的艾拉．佛勞丹（Elle Flautan）女士經常與自己和鄰居的孩子在住家附近的森林活動。社區中的家長漸漸形成團體，創設了森林幼稚園，德國的幼稚園老師也慕名前往觀摩。1993年，德國政府正式承認森林幼稚園可以獲得入學保育的補助津貼。

到了2014年，德國的森林幼稚園已經超過1500家了。

許多森林學校是混年齡教學，年長的孩童可以照顧年幼孩童。年幼的孩童孺慕和學習年長的孩童，不斷超越自己原來設定的限制。保育師完全尊重孩童的興趣。有時候保育師會指導孩童焚燒落葉或做點心。原則上，禁止攜帶零食和糖果進入森林。森林幼稚園歡迎家長參與。家長以「共同保育、共同營運」的理念彼此扶持，愛自己和他人的孩子。在舒適包容和溫馨的森林記憶中，孩子快樂地長大。

**森林的孩子不一樣！**

經過數十年的實務體驗，德國人發現：在森林中，孩童快樂的學習，接受大自然的薰陶，涵養出許多能力。

1.語言發展優異：許多德國人認為就讀森林幼稚園，對增進語言發展有最大效果。孩童在森林裡遊玩，必須學習和其他孩童溝通合作，語言發展通常會比較快。

2.EQ增高：孩童一起玩鞦韆或原木遊戲，學習察言觀色、建立人際互動的規則，遵守倫理和規範，想辦法解決紛爭和衝突。孩童在團隊合作中，積極和人溝通協調，也培養自尊及自信心。

3.喜愛大自然：孩童每天都接觸樹葉、樹枝、果實、溪流和雨水，完整而靈敏地接觸到森林中的聲音、香氣、觸感、色彩及光和味道等五官的刺激；生氣勃勃地跑跳攀爬，敏銳地感受季節的移轉和適應大自然的變化，豐富了情感的體驗。從小就喜歡親近自然，也有助於認識動植物等多元生態系統。

4.獨立判斷：孩童學習使用自己的力量，在森林中學習認知判斷、遊戲、評估和面對危險及解決問題。

5.創意豐富：透過勞動，激發創造力。森林裡沒有商業販售的玩

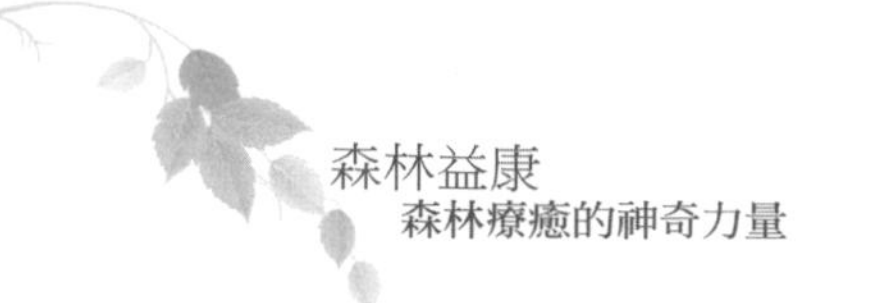


具，孩童必須靠自己的創意製造玩具、搭建樹屋和祕密基地，也比較敢冒險。孩童把撿到的木頭當成樂器創造音樂，森林探險、玩土玩水、收集樹枝、利用枯枝落葉畫畫、在倒木上玩火車快飛的遊戲、捉迷藏及扮家家酒等活動。

6.身心更健康：森林比一般的水泥教室較少回音，使兒童和保育人員比較沒有壓力。身體平衡和手腳靈巧，協調性和空間感增加，也減少因意外受傷的事件。孩童喜歡上學；比較不容易感冒，少請病假；釋放壓力穩定情緒；養成早睡早起的習慣，更能自律，減少偏差或暴力行為，身心更平衡，快樂而健康。

森林不只可以作為孩童的學習天堂，也可以是工業設計的靈感泉源。根據一位赴瑞典隆德大學（Lund University）就讀工業設計的台灣青年學子敘述，在一門課當中，教師帶學生先到森林生活數星期，去感知森林中的一切，接著教師再分給學生一些木材，激發學生創作的靈感。之後在IKEA 公司的贊助之下，運用機器或設施，把靈感轉化成實際的作品。

# 準備進森林

## 人和森林的適配

選擇森林益康活動要注意參與者的健康狀況和森林特性之間的契合，安全的考量更是最大的優先考慮。

## 關心參與者的健康，以人為本

在森林中活動必須有適度的體力和專注力，要避免身心狀況不適合的人勉強參加而造成意外。降矢英成醫師建議，原則上以一年內的健康檢查無異常者比較適合安心參加。必要時，生病的人最好提供「主治醫師的許可書」或接受主辦單位事前指定的健康檢查，並且按照活動當天參與者的身心狀況來決定參與的方式。為了得到良好的效果，盡量以少數人進行體驗。

對於孩童、年長者、智能不足或精神狀態不佳的參與者，所有的森林活動盡量以單純為原則。如果要評估參與者活動前後的效果，也最好選擇省時容易操作的評估法，並且要尊重參與者的感受及意願，以免引起挫折感或反效果。如果參加以療癒、關懷或教育為目的的活動，可以請參與者或監護人簽署同意書，更能維持或強化參與者的動機。

## 認識和選擇森林，保持安全

享受美好的事物也要注意安全和節制。為了達到益康的目標，需要慎重地選擇森林，好讓參與者愉快又安全地享受進出森林。

1.負責活動的人事先要到森林場勘，瞭解森林的環境、地形和氣候。要避免或減少跌倒、挫傷和擦傷的風險。注意有沒有快倒的樹木或懸枝、路基是否崩塌，必要時可以除去或修剪步道旁會傷害到人的灌木和雜草。

2.有些森林環境有蜜蜂、蛇或熊等。要事先告知參與者，讓人有心理準備，減少驚慌，並且說明要如何因應處理，才不會驚嚇到動物。

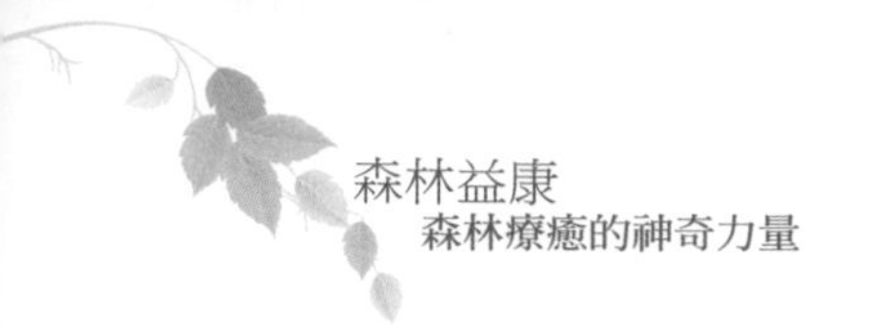



3.四季都可以在森林中步行。夏天以清晨和傍晚涼爽時刻最好，冬天以麗日當空時為宜。對於初次體驗的人，活動和休息時間大約2個小時就好。盡量避免長時間持續走在鬱悶單調的針葉林中，以免無聊，或受到紫外線傷害。闊葉林的生態通常比較豐富，可以增添愉悅的感受。

有些人認為森林是神祕、莫測高深而可怕的，尤其當森林環境比較雜亂無章時。根據嘉義大學景觀學系副教授江彥政和台灣大學園藝暨景觀學系教授張俊彥對24位學生所做的研究，參與者在觀賞森林照片時的生理反應是放鬆的，但有多位參與者卻表示對森林環境感到陌生和恐懼。我們可以低調關注初次造訪森林的人，如果參與者有不舒服的反應，最好能及時給予支持協助或調整活動內容。

4.森林有時也會變成犯罪或自殺的場域，要提高警覺。如果參與者的精神狀態不佳，陪伴的人要注意森林是否有容易成為自戕或害人武器的物品。

5.在野外活動時應當注意的事項都適用於森林益康活動，包括穿著輕鬆容易透氣排汗的淺色長袖長褲及好走止滑的鞋子。以背包裝好飲水、食物、藥物、手杖或雨具等個人使用物品。確認緊急聯絡人與醫師相關資料。在森林中，可以隨身攜帶充好電的手機或哨子，保持在收訊範圍內，必要時可以發出求助的訊號。

6.如果森林活動可能對人和環境造成挑戰或衝擊，盡量事先提醒，其中包含瘧蚊或受驚嚇時會攻擊人的動物、有毒或比較容易引起過敏的植物。如果在多蛇、多蜘蛛的森林內，也可以拿支竹葦撥開蜘蛛網，輕輕打草驚蛇，也要小心防滑和防跌。注意山嵐來後隨時變天。必要時結伴而行，走在可以聯絡的距離內，約定容易辨認的地標，互相提醒走到定點。不過份驚擾生物，小心火燭以保安全。進行芳香治療時，如果某些精油可能對孕婦或皮膚過敏的人造成影響，應提前告知。

7.如果坐輪椅的人或有身心障礙的人要進入森林，活動主辦者、參與者和陪伴的人要事先了解哪些路段適合活動，並且有人同行。對於失智的參與者，最好選擇單純而容易走回原點的路線。

8.要有危機管理的規劃、急救的設備、因應措施和人力。森林活動舉辦時最好要備有急救站，預先劃出急難時的急救路線，森林若有設保健室或和鄰近的醫院合作，也可以增進安全感。

## 深耕在地文化

森林活動的安排可以善用文化，帶領人進入歷史，也要尊重當地人的喜好、習慣和禁忌。

森林活動和母文化元素的融合，常能提升活動的精神層次。根據大紀元電子報2005年的報導，阿里山國家風景區和嘉義縣政府合作，由縣長和鄒族部落長老主持「生命豆祭」。生命豆是一種普遍生長在阿里山山區的藤蔓植物，在貧瘠的土地上也可以發芽生長，結實累累。每年的11月開花，長出豆莢，豆仔美味可口，是鄒族人的傳統美食。今日的「生命豆祭」融合了鄒族傳統文化，新娘被帶到婚禮會場，會先上演一段「落跑新娘」，再由新郎或新娘的兄弟追回來，接著雙方交換信物、共飲交杯酒，完成終身大事。「生命豆祭」具有鄒族傳統婚禮和繁衍下一代的象徵意義。

有些被居民認為是神聖或禁忌的區域，最好不要冒然侵犯和進入。例如，澳洲的烏魯魯山（Uluru），有「土地之母」的意涵。在當地原住民阿南姑人的心中是象徵祖靈遺跡的聖山。近年來，因為

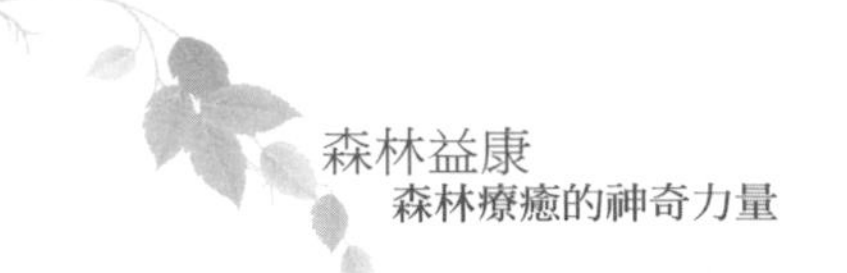


觀光旅遊盛行，許多遊客以登頂為樂，違反當地原住民的信仰，也有了攀登會導致喪命的傳聞出現。雖然烏魯魯不是森林地區，但這個例子值得作我們的借鏡。

## 量身訂目標　一起規劃，環扣目標

森林益康活動的參與者是為了體驗森林而來，並不是來攀登山岳或是接受嚴峻的體能訓練。參與者可以根據本身的需求（是想探險、休閒放鬆、運動、獨自安靜或學習等）和主辦單位或引導者一起規劃益康的目標和活動。導覽地圖、清楚的標示或隨身摺頁能幫助參與者領略森林的美妙，免於找路或過於疲累的苦行，增強人「走入森林培養活力」的意識和行動，達成益康目標。

## 快樂出發

讓參與者了解行程和時間，按照自身的步調節奏來體驗和感受。參與者應衡量自己的身心狀況可否維持專注力，不必勉強。容許參與者在森林裡，決定自己能做的事，維護他的自主性，避免過度幫忙或干預而傷到他的自尊心。盡量依參與者的意願進行溝通。在言語動作上要以禮相待。尊重參與者，不要用「同情」、「憐憫」或「把成人當孩子」這些不對等的方式和參與者互動。

輕鬆中帶著專注，敞開心胸隨時發現驚喜，並謹守基本的原則：

1.按指示方向，勿抄捷徑

2.可備簡單飲食增強體力，帶回垃圾，避免野生動物誤食及汙染環境

3.行前自行如廁，若無公廁，如需處理，事後覆土

4.勿挖掘植物、帶走石頭和攀折花木

5.寧靜欣賞，不驚擾生物作息和他人雅致
6.勿獵捕野生動物和魚類
7.勿進入水源區、瀑布和溪流，保護衛生和自生安全
8.勿引火野炊、烤肉，避免森林火災
9.勿移動或破壞設施

### 細心評估

活動結束之後，評估參與者的身心變化和日常生活的表現，並且檢討可以改進或修正的地方。

### 相關法令的配合

如果要讓森林益康成為全民運動，我們就要對大環境中的法令、保險和交通作配套規劃。德國有許多先進的作法值得我們借鏡。如前文所述，在德國，民眾可以每三年有三週的時間，透過醫師的處方到療養地享受森林益康，由保險公司支付費用。德國有些地區會徵收森林入場費用或水療的稅，來維護療養地。此外，許多到德國森林療養地的大眾交通工具常是電動汽車或是提供瓦斯引擎的「油電混合巴士」給療養的人乘坐，以減少空氣的汙染。克納普的療養村裡，提供免費的托兒服務和環境，讓孩子學習親近大自然，也讓大人安心進行森林養生活動。

## 靈魂人物　森林益康的人才培育

優秀的人才是推動森林益康的關鍵所在。在德國的自然療養地，不只設有專科醫師，還建立制度培訓專業物理治療師，協同醫師進行完整療程。

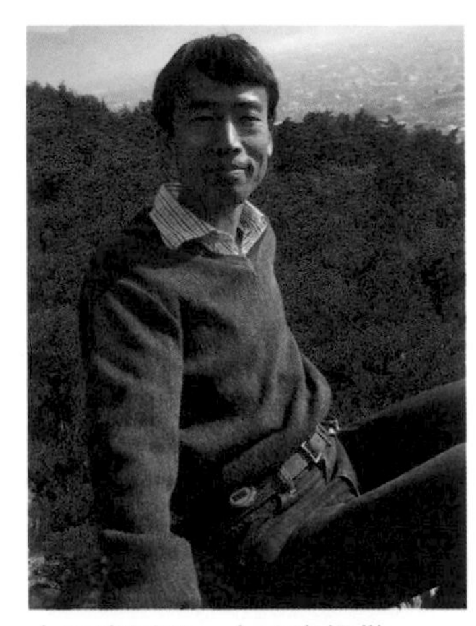
上原巖近照。上原巖提供

森林益康融合了醫學、森林、心理、教育、運動和生態等科學。森林益康的領導人員需要具備正確的知能和態度，包含森林益康的知識、專業倫理、能夠清晰講解益康理念、規劃活動、與人溝通及合作、助人和危機處理的能力。當然，益康森林的專業人員一定要有良好的品格、身心平衡的特質、充沛的體力及一顆關心人和喜歡森林的心。上原巖對森林心存感恩和關懷，正是他倡導森林益康最動人之處。

在人才培育上，近程最可行的方法是由醫療、森林和心理等專業人員作核心團隊，再根據益康目標，搭配社會福利和教育等各領域中至少一位專業人員組成團隊來運作。中程可以提供系統化的專業教育訓練培訓森林益康指導員。希望有一天，當森林益康發展更成熟時，希望台灣有一天可以培育正式的森林醫師和治療師。

2003到2004年之間，日本信濃町公所舉辦養成班培訓了100位森林醫療教練。五天的訓練課程包括引起參與者動機、諮商實作、重新發現療養地的魅力、療養方案規劃、芳香療法、戶外實習和急救方法等。

## 森林益康的實例

德國的「克納普療法」和日本清里保存協會的自然步道，是在精心規劃的療養村以全人養生的理念推動森林益康；瀧澤紫織醫師則善用醫院鄰近的森林活動幫助精神病人，都很值得我們學習。

## 克納普療法

德國神父瑟巴斯堤安・克納普（Sebastian Kneipp）生於1821年，因為罹患肺結核，運用當時在歐洲風行的水療法醫治了自己，於是積極地從巴特沃里斯霍芬開始推展，並且在1886年出版《我的水療》（My Water Cure）一書。克納普療法的基本理念是「患者本身在大自然中，讓身體接受大自然所給予的恩惠，並同時進行療養，最後引導出自然治療能力」。

克納普醫師聯盟會根據步道的步行距離和高低差，把難易度分為七個等級，醫師再根據身體狀況給予運動的處方，和「地形療法」相當接近。在森林中會有地圖標出步行所消耗的卡路里，鼓勵民眾散步，運用好空氣進行大氣治療。參與者根據醫師所開的處方，在水療師的個別陪伴和指導下進行運動。克納普療法的實施主要是透過大自然的手，給予身體溫和的刺激，來強化免疫系統，提高對壓力的承受度。克納普鼓勵參與者透過水療、植物（茶、芳香、精油浴和藥草敷料）、運動和按摩、營養以及規律的生活等五種療法來養生，深入理解和體驗有關「全人養生」的意涵和內容。

無論在心臟病、風濕症、消化器官疾病及失眠等精神和壓力的因應上，克納普療法都呈現正向效果。

克納普經常運用以下三個方案：

1.在森林中步行、休憩和探訪森林附近的古蹟，全程約兩小時。
2.森林步行加調息體操：步行40分鐘、調息體操20分鐘，類似太極拳或瑜珈，再步行，共約2個半小時。沿途有深約50公分的水槽裝11-14℃的天然地下水，可以容納療養者在水槽內泡手或行走，促進體內血液循環。

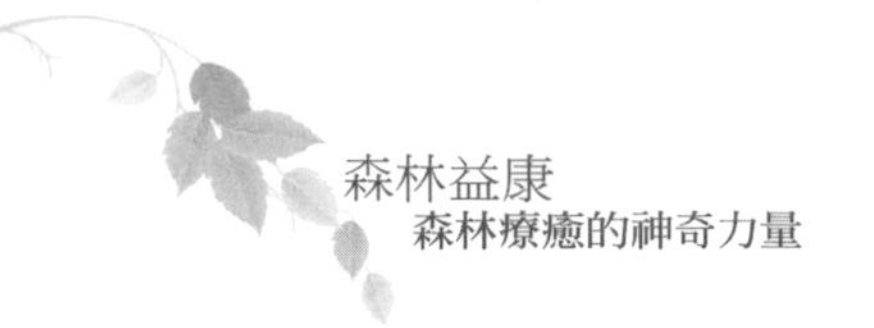


3.在森林指導員的引導下，一面散步一面學習當地森林的造林、林相和管理。

參與者可以向水療師借計步器，按照散步距離可以累計獲頒金、銀或銅別針，通常走三百公里才能得到一個金別針。上原巖就得到兩個金別針喔！

## 保存協會的「自然步道」益康方案

降矢英成在2005年出版的《森林療法手冊》中，推薦清里、草津、輕井澤和北海道下川町等地區為日本適合作為森林療法的療養地。以下用清里保存協會的作法，說明森林養生方案的規劃。

**清里高原的綠色棲地**

「八之岳自然交流中心」位於海拔約1350公尺八之岳半山腰的清里高原，擁有豐富多彩的自然步道，由山梨縣主管，財團法人保存（キープ）協會經營。所謂キープ，就是清里教育實驗計畫（Kiyosato Educational Experiment Project）的英文縮寫KEEP。

二次世界大戰以前，美國保羅．洛許（Paul Rush）博士來到日本，在清里這塊土地上開闢了清泉宿舍。他提出「糧食」、「信仰」、「保健」和「對青年的希望」四個理念。並且設立保存協會來建造作為實踐這四個理想的模範農村社區。保存協會現在已經成為眾所皆知推動環境教育的組織，並且永久租借了山梨縣南北2公里、東西1公里範圍的寬廣土地。由於高原的地形，大部分的步道坡度和緩容易行走，很適合進行森林益康。

清里保存協會有7條主要的自然步道，以一般人的速度走起來可以在半小時至四個半小時完成。除了擁有極佳的地理環境，工作人員都熱愛清里這塊土地，並且懷抱著永續傳承的使命感。住宿方面的選擇種類很多元，有以容納個人遊客的清泉宿舍、團體用的自然學校宿舍、森林露營地有山屋，林地中保留像農產品的店舖和麵包工廠，可以讓喜愛親近自然的人長期留宿。

**標準方案**

保存協會自然步道的森林養生標準方案是四天三夜的行程，另外也有二天一夜的體驗方案。這些養生方案和克納普療法非常相似，主要的重點包含：

1.嚴選森林療養地，具有良好氣候、地形、環境和在地人熱情等優良條件。
2.體驗養生飲食、健行、針灸、芳香治療或草本治療等全人養生療法，增強自然療癒力。
3.參與演講和訓練課程，更深入瞭解全人養生的原理和實施辦法。
4.以「自律神經平衡檢查」和「氧化損傷的測定」等方式來評估健康和身心壓力程度，以檢驗森林益康的效果。

## 精神疾病患者的治療活動

瀧澤紫織醫師在北海道的苫小牧市運用森林療法來幫助精神病患。從2004年到2012年為止，她前後邀請了共約40位7到54歲有外傷性壓力障礙、憂鬱症、躁鬱症、人格障礙、創傷後壓力症候群、適應障礙和綜合失調症等心理疾病患者，每週1-3回，每回3-5小時，以一對一或2到10人的小團體走到醫院附近的針葉和闊葉混合林。

走到森林後，患者開始自由地度過這一天，想散步的人散步、想發呆的人就發呆，醫師和職能治療師或心理師在一旁關懷照護。有時，醫護團隊會以休閒、剪枝、疏伐過密的樹木或團體治療等方式來進行活動。效果評估的期間最少約3個月。

　　治療結果發現：當患者情緒焦躁時，如果能夠到森林裡散步，重度恐慌行為（暴力、自殘等）、創傷情境重現行為（flashback，想起過去的傷害經驗等）和衝動行為都會明顯改善，自我控制的行為表現提升，精神比較虛弱的人能重新認識自己。有些原本一旦身體不適就要立即用藥的人，所使用的藥量也明顯降低了。

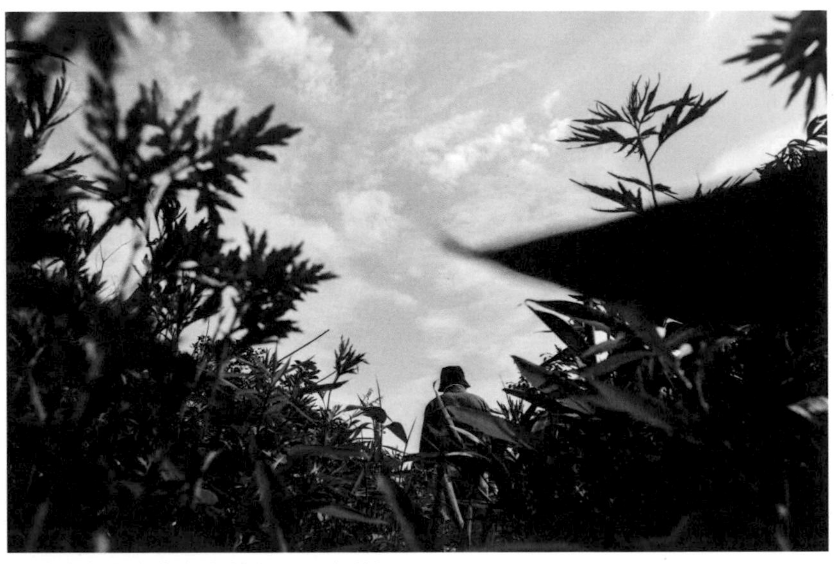

精神病友自由走在森林中。紀成道攝

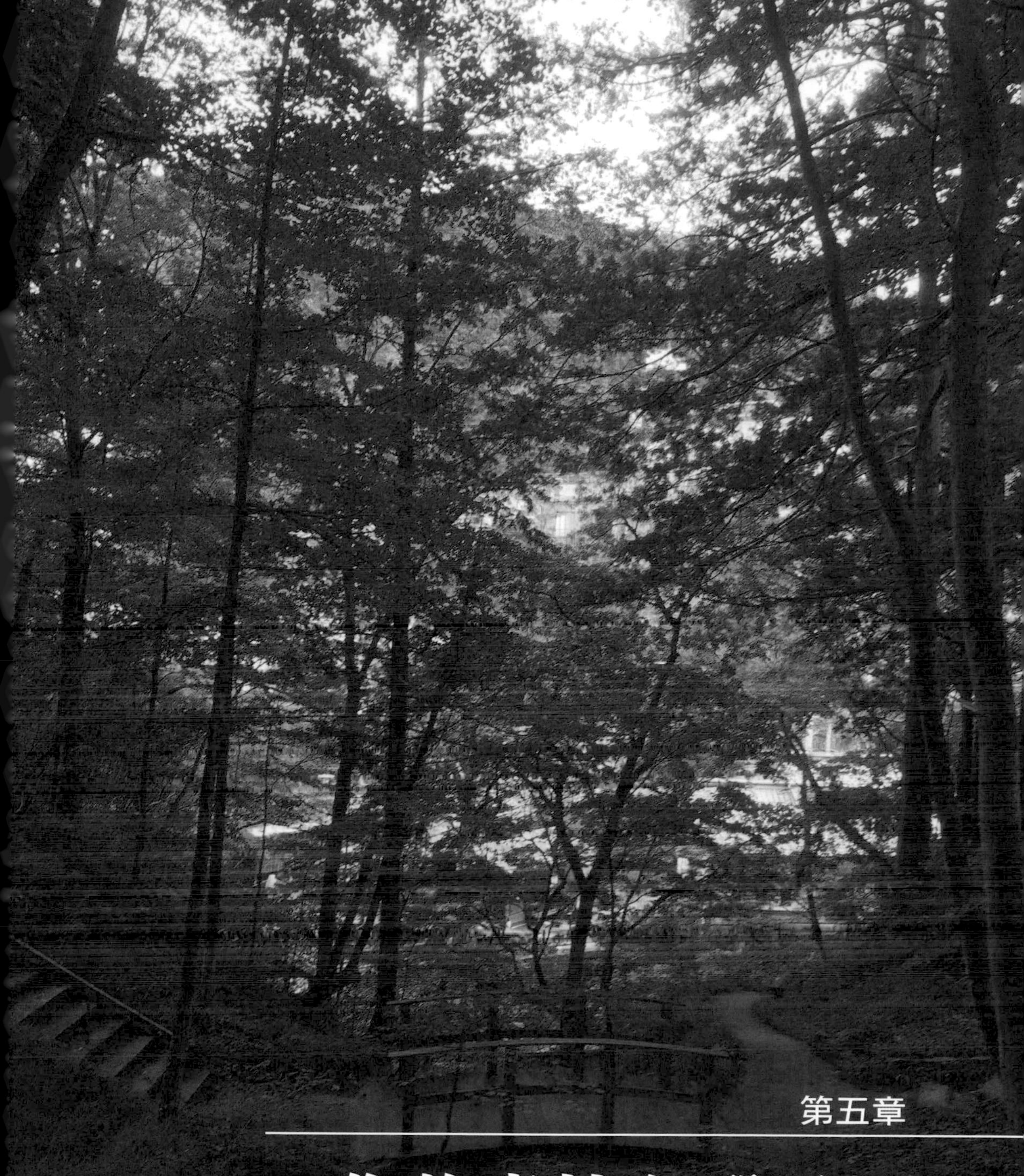

第五章

# 你的森林在哪裡——益康森林的選擇和建置

余家斌攝

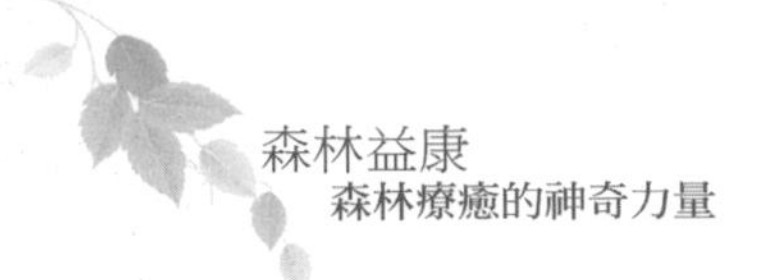



如果有來生
要做一棵樹
站成永恒
沒有悲傷的姿勢

一半在埋土裏安祥
一半在空中飛揚
一半散落陰涼
一半沐浴陽光

非常沉默 非常驕傲
從不依靠 從不尋找

三毛〈如果有來生〉

我們要到什麼森林增進健康呢？
可以用來促進健康的森林必須具備什麼條件呢？

## 就地取材或移地療養？

就益康森林環境的選擇或建置來說，有兩個表面上看似極端不同的理念。

一種是「就地取材」，只要生活圈中有森林，就可以好好經營管理和運用。「日本森林療法研究會」和「日本森林的健康學會」

兩個組織大力倡導民眾走進住家附近的各種樹林，而不鼓勵開發像度假村一般的商業化森林旅遊或療養基地；善用鄰近森林，同步幫助人和森林提升健康。

在這種理念之下，無論是城市裡的公園和神社、教堂或寺廟等宗教場所的樹林、馬路邊的行道樹、校園裡的樹林，甚至是閒置的森林綠地，只要善加整理和維護，好好的把身心交託給森林，在其中活動或安靜冥想，就能恢復生命力。樹種也不拘針葉林、闊葉林或是混合林。如果有多樣的地形、適當大小的範圍和安全的步道就更理想。

另一種關於益康森林場域的觀念是以「移地療養」的理念建置良好的森林環境。這種森林很可能位在充滿靈氣的深山，具有宜人的氣候和美好的景觀、豐富的自然和人文資源、良好的聲譽或有營運成績，並且能提供參與者住宿休憩的空間。德國的巴登・巴登（Baden Baden）、上原巖參訪的巴特沃里斯霍芬和日本的輕井澤都是良好的森林療養地。

其實，以上兩種理念都各有好處。不論是經常在住家附近的森林中活動，或者去造訪經過特別規劃的益康森林，這兩種森林環境都需要有健康茂盛的林木、維持安全衛生的基本要求，創造一個「生命感動生命，生命療癒生命」的綠色空間，並且必須根據參與者的身心靈需要設定益康目標。

相較之下，「鄰近森林」的理念雖然不強調「移地療養」，但只要走進森林裡，溫度、濕度、空氣和地形變化還是與日常居家環境有所不同，尤其別具以下多重涵意：

1.由近而遠：與其想吸引外來旅客，不如先讓在地人學會活用森林、喜愛森林，透過整理森林、瞭解和體驗森林保健，重新找回

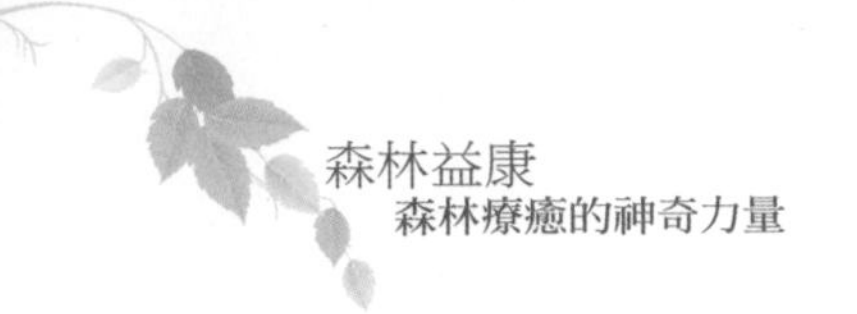


和森林的關係，再對世人作「森林益康」的見證和推廣服務。

2.人和社區、森林共生：透過善用鄰近的森林，讓生活在當地的人、鄰居和森林成了生命共同體。三者一起成長，不會獨尊人類。

日本環境廳和聯合國大學（United Nations University）共同提出「里山倡議」。里山（satoyama）是指環繞在村落（里，sato）週圍的山（yama）、樹林和草原，也就是位於高山和平原之間，包含社區、森林和農業的混合場域。「里山倡議」主張要同時關照「社會、環境和生產」，希望達成人類社會與自然萬物和諧共生的理想。整個社區的人合作整理環境，提升經濟，但也要維持和增進生物多樣性，讓今日和未來的居民都可以永續享受大自然提供的福祉。

3.全村都是森林人：創造「全民動員」的森林益康社區文化。社區的大人要有在「大自然中遊玩成長」的觀念，和「主動守護大自然和孩子」的行動。孩子最好有不同年齡的玩伴，在大自然中學習遊玩。

4.以社區療癒社區：在「社區醫療」和「社區保健」的理念下，以社區的力量支持社區中有需要幫助的人，相互幫助讓他們有尊嚴地過自力自主的生活。

5.經濟：造訪鄰近森林可以減少因交通或住宿所花費的時間、金錢和物力。更重要的是，社區的活力再現，也有可能創造工作機會，使年長者有發揮能力的舞台，讓年輕人回鄉就業。

6.環保：就近活用森林，減少舟車來往的交通汙染。

7.輕鬆便利：讓人在日常生活中就很容易接近大自然，尤其是兒童。可以在森林中遊戲、玩泥巴、爬樹或露營。因為地緣便利，容易到達，通常可以當天來回。森林和原來生活環境氣候相差不致太懸殊，不需特別「重裝備」，可以提升民眾參與動機。我2015年初夏參加「日本森林的健康學會」舉辦的「明治神宮探索之旅」，發現參與者不需攜帶多種配備和因應溫差的服裝，而顯得身心從容，神清氣爽。

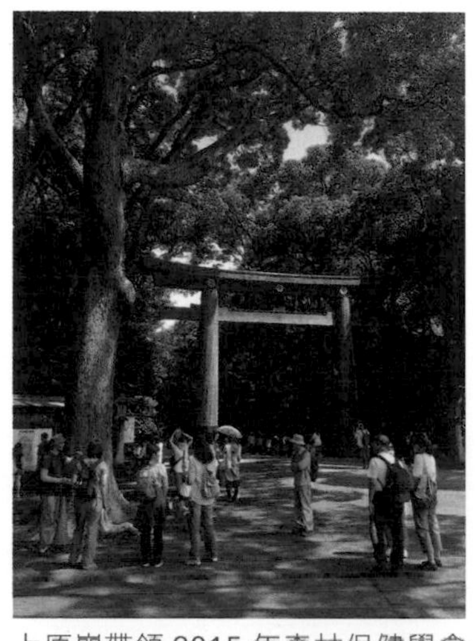

上原巖帶領 2015 年森林保健學會的人士輕裝遊明治神宮。上原巖攝

8.平等：社區中無論貧富的人都可以享受大自然的恩惠，消彌因為經濟條件所造成社會性的「健康」不平等。如果森林度假村不能讓當地居民自由活用，讓居民瞭解認同，而且一起參與規劃和管理，會導致居民對森林益康活動欠缺理解和熱情。

# 益康森林的技術性設計考量

規劃益康森林時可以把「自然療養地的建置要件」、「森林環境的規劃和管理」、「步道的設計」及「設施硬體規劃」等原則納入技術性設計考量。

## 讓大自然療癒

自然療養地是指運用自然環境來增進健康的場域。森林是很重要的自然療養地資源。德國的許多自然療養地是根據各地區所訂的

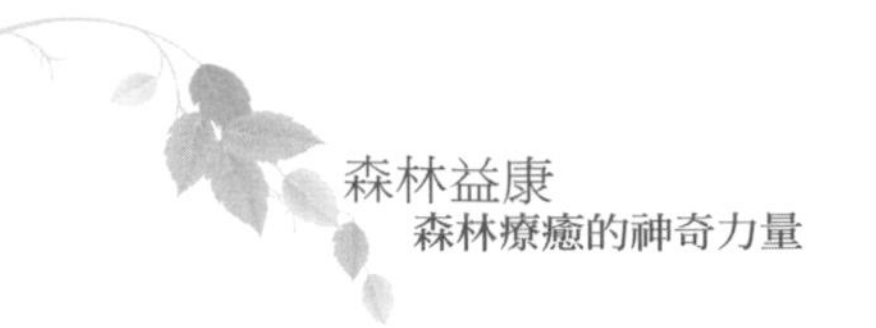


標準來選定，但大多具有以下條件：

1.具有像森林、溫泉或海洋等適合療養的自然環境

2.擁有良好的氣候和景觀

3.設置適合的設施，來滿足療養的目標，並且可以有特色

4.有便捷的大眾運輸工具，但很少噪音、廢氣和水公害的汙染

5.要有良好的飲食和環境衛生管理

6.能以科學方法證明益康效果

7.常駐有醫師和治療師等專門的療養人才，有效地活用療養地

8.居民和工作團隊具有共識和熱情

# 有療癒力的景觀

益康森林最好具備三個要素：有「療癒空間的特性」，本身是「健康美適的森林」，並且具有「功能良好的設施」。此處先就療癒性的景觀特性加以說明。

益康空間的形成可以是渾然天成，也可以由人的慧心巧手設計，把自然景觀的美好畫龍點睛地凸顯出來。如果有人工設施也要具備良好的功能，寧缺勿濫。具有療癒性的自然景觀和空間，主要須能滿足人的需求、幫助人恢復專注力，並且提升正向的情緒。

## 生命樹—創造滿足人需求的景觀

益康環境的規劃或選擇要「心中有人」。既然要成為對人健康有益的森林，就要把人的需求和感受考慮進來，展現人性化的景觀（humanistic landscape）。

如同第3章中所提「生命樹」的架構，人類接近植物時，可以獲得多重需求的滿足，從生理層次到靈性成長。這個模式可以作為選擇或建置益康森林、規劃活動方案和評估效果的參考。

我也嘗試編製了一套「益康森林量表」，包含四大部分：「生命樹量表」、「森林環境評估表」、「森林活動檢核表」和「益康森林功能評估表」（附錄5），經由專家學者的評估及初步信度和效度驗證，可以參考搭配運用。以下我就以生命樹的各層面，舉例說明益康森林的規劃或維護。

## 健康森林

盡量留著大自然，以喚醒人的五覺。創造可以駐足、坐下或躺臥的地方，聽水、鳥、風聲，摸樹、流水，踩土、草和葉毯，聞花、草、樹木和果實的芳香。闢個角落，容許人在樹下打個盹，修復元氣。

益康森林園區內可以設置休息站和解說服務點。在運動廣場或溪畔可以參照德國的療養地設置戲水、腳底按摩、手部浴、腳部浴和瀑露（瀑布所產生的水霧） 浴等設施。民眾可以照專家指導運用山間林泉來增進健康。《森林的健康學》一書描述李金龍博士參訪德國的許多森林療養地區，發現在森林和療養住處的空地上堆著約十公尺高的原木，經常給予噴水，使水花四濺，香氣飄逸，讓療養客吸收芬多精而感到神清氣爽。

步道上可以建置多功能的設施，例如可以提供讓孩子、大人和長者運動的設施，也可以設立觀景台，讓人停留下來慢慢欣賞美麗的風景，呼吸新鮮空氣、伸展四肢，放鬆心情休息。在一至兩百公尺的地方設置坐椅，森林內最好有避雨休息的地方。如果能有樹

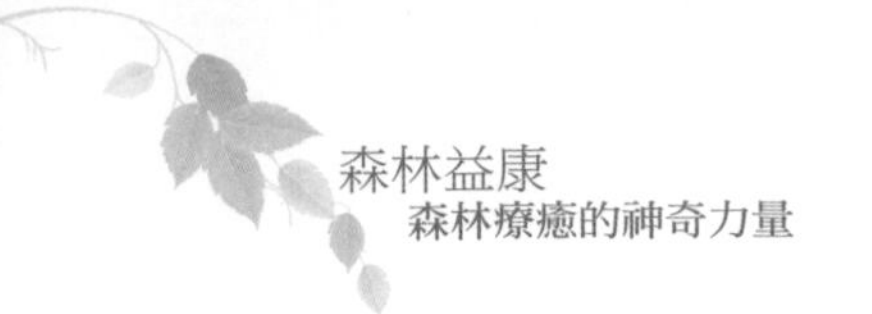


幹、吊床、躺椅或草地，讓人感到頭和背部被保護，可以放心地仰望天空，更會令人心曠神怡。

## 安全森林

安全感是一種免於擔心、懷疑和風險的自由。步道和設施的安排及管理都要以安全為優先考量，若常有危險動物、落石、地形和天候劇變的情況等都要提醒告知。我們可以參考園藝治療的作法，適度的運用明顯顏色的欄杆，引導人安全進出。

## 愛的森林

在森林園區的適當地方可以用親近自然的設計，提供涼亭、花廊或迴廊，平日可讓人遮蔭、喝茶休息或靜思。提供讓家人朋友都可以相聚、談話或慶祝的空間。必要時，也能作為演講或才藝表演的地方。

## 尊重森林

在森林中，讓人可以適度作選擇，提供不同屬性的空間讓人可以決定前進的方向和活動方式。容許人安全地選擇一棵「我的樹」來擁抱、倚靠和凝望。但是，為阿茲海默症的病人設計的益康路線要特別簡單明瞭，不必讓參與者有太多複雜的選擇，以免引起挫折或恐慌。

森林園區設施（如洗手台、飲水機）的高度盡量方便坐輪椅的人、拄拐杖的人、孩童和長者也能使用。如果發現有遊客作出破壞森林動植物生態的舉動，適當地提醒、教育和制止是必要的。

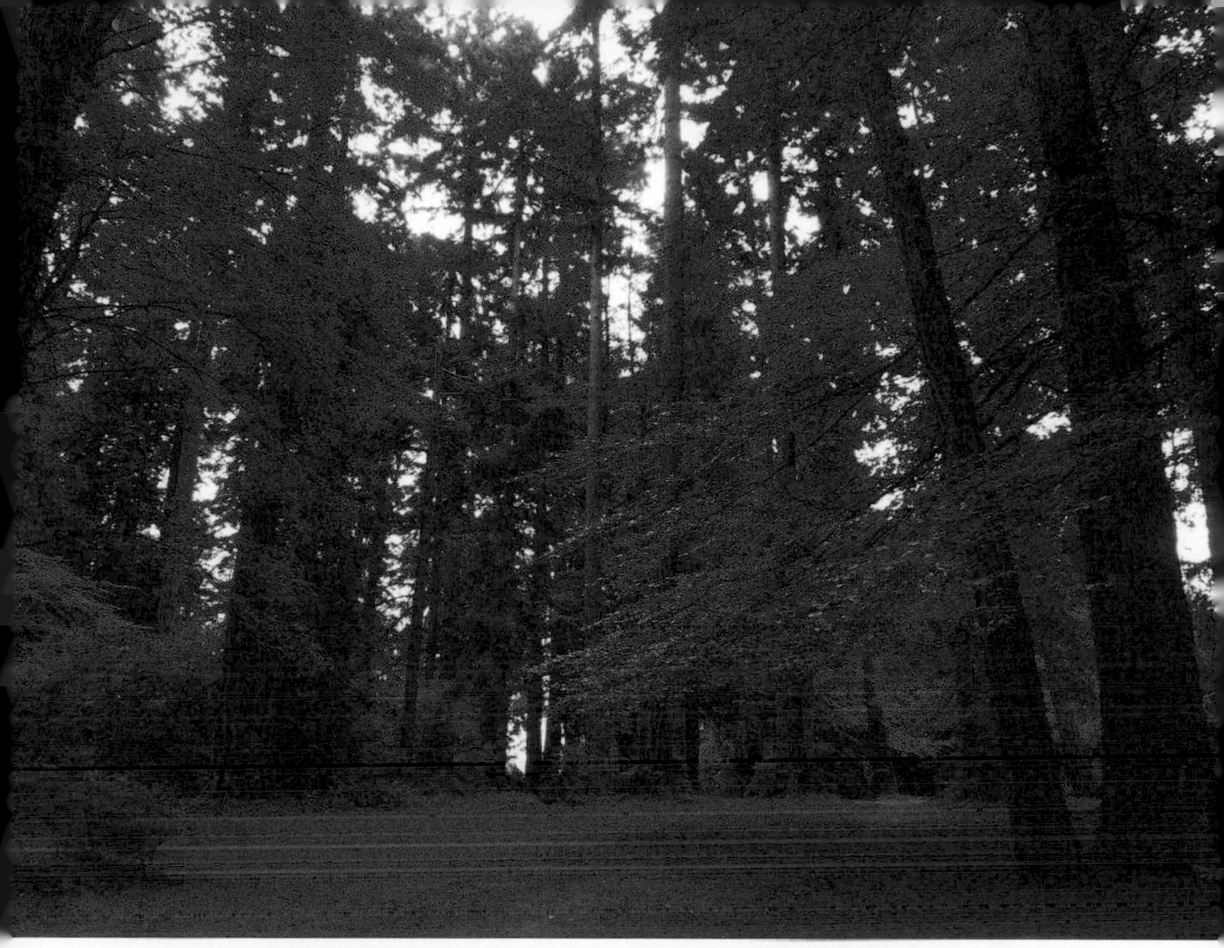

往加拿大威士拿途中的森林。魏立心攝

## 喜樂森林

維護良好而且安全的森林會令人忘憂。透過巧妙的設計，可以創造豁然開朗，柳暗花明又一村的驚喜。或在高處平台眺望，把美景盡收眼底，不再計較芝麻小事；或由低處的吊床仰望樹冠，如綠傘遮庇。

## 秩序森林

益康森林未必要位在高山峻嶺、宏偉壯觀或長滿珍貴奇木，卻要處處用心規劃和維護，散發出「有人關心」、友善、尊重的誠懇。適度整潔、管理得當的森林能夠安定人心。必要時可以運用志工或當地青年學生來協助維護。大眾運輸的調度和停車場、遊客

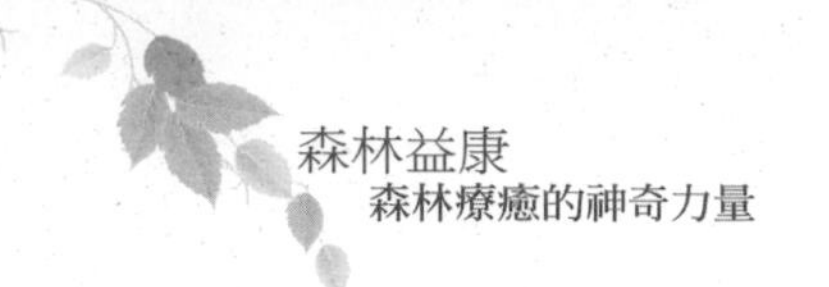


人數的控管都要有軟硬體配合。可能的話，設置和自然協調的意見箱，讓人抒發情感和建議。

## 智慧森林

森林很適合作知性之旅。許多森林的步道曾經是早期先民蓽路藍縷踏踩出來的路，蘊藏著在地鮮活的歷史。我們可以把人和森林的傳奇故事融入解說導覽，也可以在森林裡規劃團體學習的空間，激發遊客的好奇心，讓人獲得豐富的知識。

建置森林步道時，可以把文化的元素低調整合進來。無論是族人的圖騰、有神聖意義的植物或常民生活的用品和習俗，都是可運用的寶藏，引導人溯古思今。

太平山的森林步道群沿途運用了許多昔日伐木的文物，保留鐵道、台車輪軸或工寮等歷史遺跡，不但喚起老人家的回憶，也令年輕的遊人想留心傾聽大地的故事，思古幽情油然而生。例如，毛山櫸步道是沿著早期運材軌道開拓，旅人可以在美麗的板岩岩壁、翠綠青苔、紅檜木、柳杉林或山櫻花林旁欣喜發現古時候的里程碑、工寮和轉轍器。平元步道則運用昔日運材的迴車道改建成觀景平台、森林教室和賞櫻休憩坪。

在森林中，也可以營造一個遠離塵囂的安靜空間，供人獨處或經由良好的諮商或諮詢，產生「啊哈！」茅塞頓開的領悟，解開生命的疑惑。

## 資源森林

在合法的範圍內，容許人應用森林的植物、土地和人文資源，打造有在地特色的森林產物。以芳香、無毒、健康的「綠色寶石」，創造就業機會，留住青壯年人共同開創兼顧生態永續和大眾公益的社會企業。

## 美的森林

安全而管理良好的森林本身就會是美的森林。盡量保留天然，減少不必要人工的雕鑿。如果要「錦上添花」，可以在適當的地點，設計瞭望台、觀景坪、賞鳥的望遠鏡或可以寫生的小角落，容許人從不同角度欣賞或記錄森林之美。低調把詩、音樂、編織或陶等藝術品融入森林景觀，但要注意盡量避免置入模糊或容易令人有負向情緒的設計。如果森林園區的腹地廣大，也可以依照森林的特性，在適當的地方設置花園。

## 圓夢森林

在森林中，留一片空間或安排活動，讓人可以貢獻自己的勞力或智慧。上原巖讓身心發展有障礙的人可以參與整理森林。

羅東林管處的前處長林鴻忠表示，希望來森林的民眾不只是遊客，或只是一個來運動追求健康的人，更要當一個關心森林保育的人。

也可以和冒險治療的專家合作，適當地安排繩索、攀爬或溯溪的設施，容許人走出舒適圈，藉由克服挑戰，開展自己新的可能性，重新肯定自己存在的價值。

## 靈性森林

安靜的森林容易讓人思想永恆的事。在森林裡可以留下幾處安靜的角落，也可以開闢靈修的路徑，形成生命旅程的隱喻。位於新

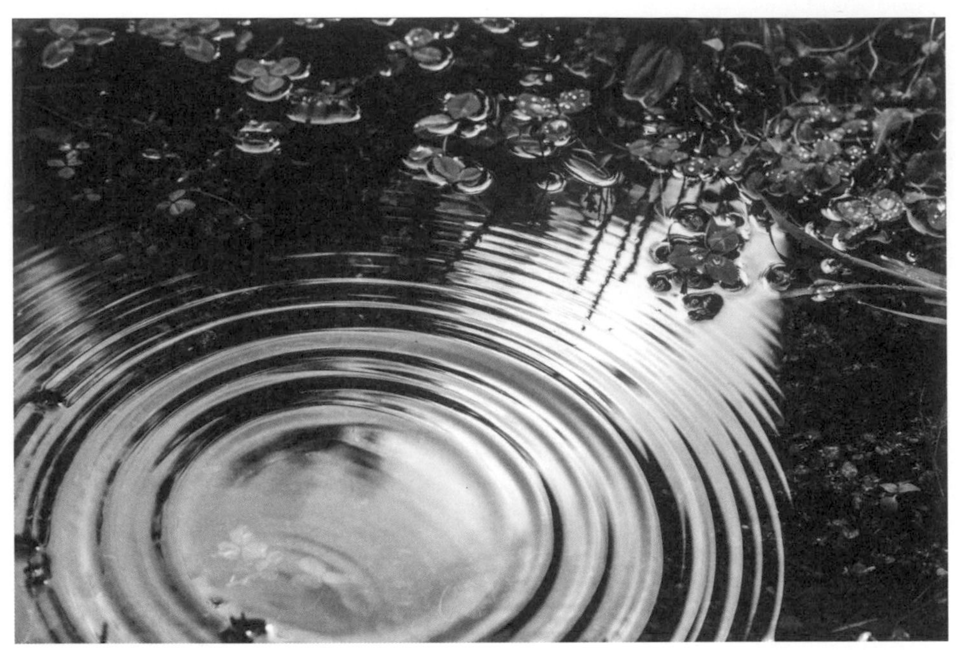

紀成道攝

北市的聖約翰科技大學校園裡就有以小方石塊圍成冥想迷宮的靈修步道。人行走在其中，可以安靜默想，心靈逐漸澄靜安寧。

水常是心靈力量的象徵。乾淨的活水會啟發精神的領悟。跨過森林裡的一條涓涓細流，好像通過考驗，進入一個生命的新境界。

瀧澤紫織醫師指出，在許多社會中，森林的存在對人而言，有與神聯結的靈性意義。瑞典斯德哥爾摩郊外的森林墓園，有優美的教堂、多種宗教的墓區及火葬場與社區和諧比鄰，令人感受到一股空靈情操，療癒身心，來到靈魂回歸之所。

## 在景觀中恢復專注力

密西根大學的環境心理學教授卡普蘭夫婦（Rachel & Stephan Kaplan）在1989年提出「專注力恢復理論」（Attention Restoration

Theory，ART），主張自然環境的體驗對人類的專注力復原和認知有正向的效益。

日常在學習、工作或休閒的活動中，我們需要有適度的專注力來完成。有些專注力是不由自主，不須吹灰之力就會產生的，稱為「不自主專注」，另一種是要靠意志努力維持的「自主專注」。當我們持續努力專注在特定事物時，常常會導致心理疲乏，心情焦躁不安，而造成專注力渙散；為了防止分心，需要更努力集中精神，形成惡性循環，使人專注力更降低，覺得疲倦、易怒，導致解決問題的能力降低，學習和工作錯誤率提高，甚至容易發生意外。

其實，即使我們身處愉快的情境，作喜歡而有把握順利完成的事情，但時間一久，仍然可能會感覺疲憊，無法維持適度的專注力。因此，恢復專注力成了我們因應挑戰的重要課題。

這時候，最好的療癒就是親近大自然。大自然柔和的美，使人不由自主地受到吸引，感到寧靜舒適，容易恢復專注力。

具有恢復專注力的環境通常具有四種特徵元素：離開（being away）、寬廣（extent）、魅力（fascination）和相容（compatibility），可以讓負擔沉重、生活步調快的現代人得到喘息和修復。

**離開**—創造一個讓人得以喘息的空間。無論是生理上的離開，站起來走出去，或只是轉移目光望向窗外，心理上的轉移的風景，從自己平常感到索然無味甚至厭倦的處境脫身，都可以產生一種距離，彷彿來到不同風情的新鮮世界。

**寬闊**—廣闊林野、綠意庭園和自然小徑，可以構成多層次豐富的環境，使人心曠神怡，進而懷古思幽。

**魅力**—美的景色能夠引人入勝，情不自禁地留意，不須費力，

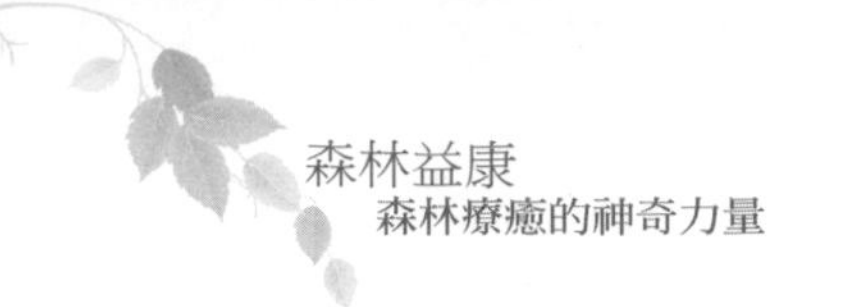


也難以抗拒。容許人在當下與環境中豐富的刺激產生共鳴。把專注力重新聚焦於四周環境；喚醒五覺感官，改變視野和思緒。

**相容**—在安全放鬆的空間裡，不論走路、觀賞、遊戲或靜思，讓人感到從容自在，轉向內心，催化人產生深度的覺察，發掘自己生命的問題，感受到和大自然和諧共處的美好。

## 在景觀中恢復良好情緒

烏爾里希在《益康花園》一書中，主張設計良好的花園景觀透過讓人體會「有控制的能力和維護隱私權」、「得到社會支持」、「身體活動和運動」及「親近大自然」等良好感受，獲得促進健康的效益。而這四項重點都必須建立在安全的基礎上。這些理念原是針對花園來說的，但都可以運用在益康森林的設計。有趣的是，這些重點和前文「生命樹」以及「專注力恢復理論」有相呼應的地方，也可以看出它們受到重視的程度。

### 控制感和隱私權

控制感是指感覺自己有決定要作什麼及允許別人能為自己作什麼的能力。根據研究，當人遭逢重大壓力或生病的時候，造成最負面的影響是感覺對自己的生活、生命或環境失去了控制權。無論是食衣住行的作息、對資訊的了解、隱私的維護、健康的保持，甚至是環境光線、溫度的調控，或對人或事情的掌握，都不再能按照自己的心意作決定。「人在江湖，身不由己」，不能控制的感受常會讓人氣餒、沮喪無助而無奈，影響工作表現，使血壓升高，分泌壓力賀爾蒙，降低免疫力。

規劃良好的林園可以增加人的自主控制感，走出覺得受控制的環境，觀賞美麗的風景或只是神遊。根據研究，光是知道環境中有花園、公園或森林，就會讓人有「可以脫身」的自主感。

**「剛到醫院時，我很沮喪，很想哭，本來可以掌控自己的生活，卻無力控制。」**

**「來這裡，我感到平靜。」**

為了增進人的控制感，我們可以提高森林的可及性，讓人知道森林的所在。盡量讓坐輪椅的人方便到達。提供不同空間設計，讓人可以遙望或鳥瞰森林的景色，但要善用植栽和角度，避免讓人有被窺視的金魚缸效應。 配合清楚的路徑標誌，讓人知道和選擇方向。避免擁擠，可以降低森林遊客的焦慮，增加控制感。如果可能，也可以讓森林員工和使用者參與規劃或維護森林的軟硬體。

## 社會支持

研究顯示，有社會支持的人比孤立的人比較少有壓力反應，而且有比較良好的健康狀況。社會支持可以加速心臟病人的復原，增加癌症患者的存活率，也提升阿茲海默症患者的免疫功能。許多醫院會為此改善硬體設施，例如在病房為探病者等候區設置躺椅，鼓勵病人的親友來探訪。

以森林來說，可以規劃讓人方便到達，適合家人親友相聚的空間，預備一些輕便的椅子，讓人可以自由取用，輕鬆對談，但是同時兼顧隱私和與人相處的需求，也要容許人有可以安靜獨處的地方。曾經就如同有人吐露出這樣的心聲：

**「我想要有一個隱蔽的空間，可以在裡面哭泣，但不完全和人隔絕，讓我不覺得孤單。」**

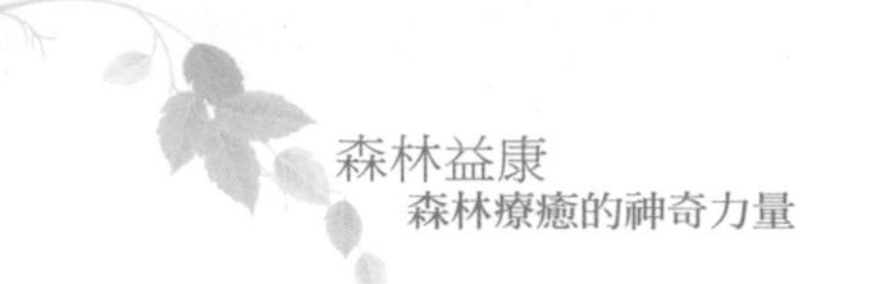



## 身體活動和運動

規律的運動可以降低人的憂鬱感，增進心血管病人的健康，甚至能降低罹患某些癌症疾病的風險；因此，最好能鼓勵使用者在有療癒力的空間運動。在設計上，可以規劃適合不同年齡族群使用的運動空間和設施；也可以把森林的步道設計成環狀，讓人在其中走動。如果有室內的運動設施，可以考慮設置門窗，讓人一面運動一面欣賞森林。

## 親近自然

無論是對健康或生病的人，觀賞大自然的樹葉、花朵、水果、晴朗的天空、廣闊的綠地或無害的動物（鳥類、小松鼠、小羊……），甚至是只看到自然風景的影片，都可以讓人有好心情，減緩壓力反應。因此，要避免設置大量堅硬冰冷的建築物，減少人為的喧嘩，巧妙的運用這些元素，讓人盡量能接觸大自然。在冬天寒冷或夏天酷熱的地區，最好也能容許人憑窗賞景。

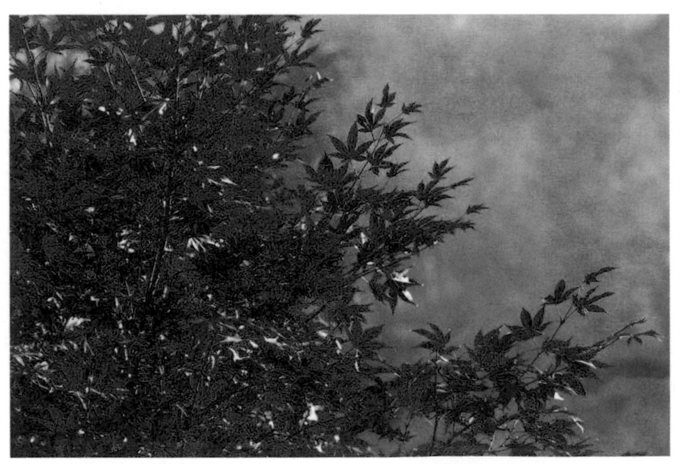

捷克卡羅維瓦里的楓紅。楊武男攝

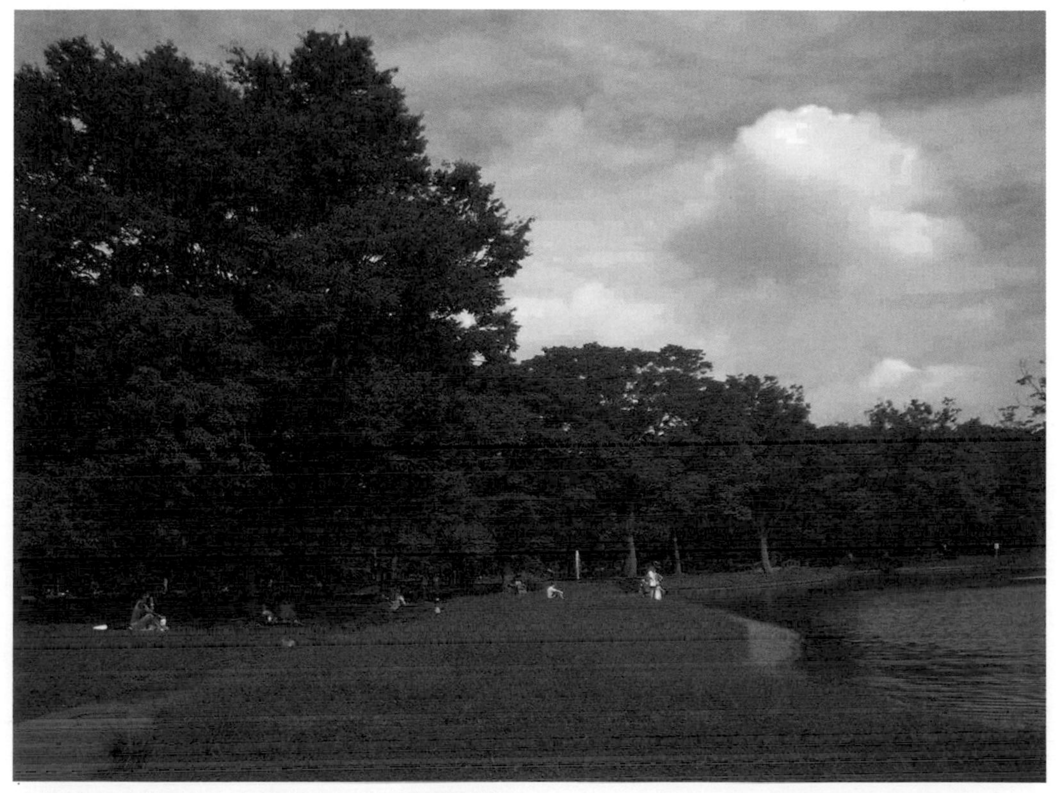

寧靜的森林和溪水，有豐富的生態。廖天賜攝

# 蔚然成林　森林環境

益康森林場域的首要條件，當然是要有健康安全的森林。倘若現有的森林不夠理想，可以透過良好的規劃讓參與者一起動手來整頓森林，讓人和森林順勢同得健康。

## 生態和樹木　規劃或選擇

如果要發揮森林的保健功能，基本上要有廣大的森林，而且樹

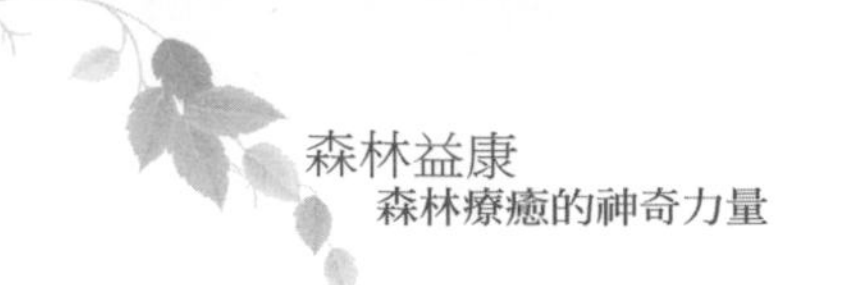


木要適度茂盛，才可以減少大氣汙染，維持清新的空氣。無論是天然林或人工種植的樹林，樹種選擇、栽種方式、樹木的分布和管理以及森林環境中擁有的生態元素，都可以影響森林益康的效能。

## 豐富生態

森林具有療癒效果的主要原因來自刺激人體視、聽、觸、味及嗅覺等五官感覺。靜看森林的景色、從樹葉間透下的光線、細聽落葉的聲音、身處潺潺流水的濺瀑、撫摸樹木的紋路和吸嗅空氣中木頭的芬芳都令人寧靜、激發生命力。

水是理想的益康森林不可或缺的一項要素。流水的聲音可以安定人心。水在碰撞時產生的負離子，也具有良好的鎮靜效果。

清澈的湧泉常被人視為生命和希望的象徵。流水常會吸引人來水畔休息、冥想、看波浪、欣賞陽光的折射和雲彩的倒影、樹葉在水波中的舞姿，小鳥來喝水和沐浴，讓人覺得欣喜，心靈得到撫慰。

根據麥可・雅達奇（Michael Adachi）和中村及藤井等學者分別進行的研究，一般人在有花的環境裡會比在只有綠葉或沒有植物的地方，感到放鬆、平靜、愉快而少憂鬱，$\alpha$腦波出現的頻率也會比較高。如果能栽種有多彩的顏色、柔軟或毛茸茸的花草，撫摸時能釋放香味，可以讓人的感官復甦。但要避免大量種植會誘發多數人過敏或氣喘的植物，才能讓人更安心。

理想的益康森林具有豐富的生態系統，最好能有喬木、灌木、地被和爬藤等多樣性的植物，並且有寬闊的土地可讓各種昆蟲動物生活其中。許多森林的訪客很喜歡像尋寶一樣，尋找山林野草間的小動物。光線充足時，能清楚看見森林地被和枝下，讓人感覺安心舒適，而願意多停留。

## 樹木栽種和管理

依照森林美學加以整理經營的森林，樹圍大、樹木之間比較開放，使人感覺舒適愉快。林文鎮博士建議每公頃最好不要超過1,000棵樹，光線明亮的森林給人的感受通常比較好。如果樹木太茂盛、密不透氣、不見天日，也會使人有不舒服和恐怖感。這時可以伐去次要樹種、修剪生長不良或過密的主要樹種。

歐美有些林園會把植物種成迷宮，成為探索的好所在，增添樂趣和尋覓靈性的意義。但是，迷宮的範圍要適中，也要注意有好的光照。

## 樹種的選擇

如果想讓人在森林、公園、湍急的小河淺灘或瀑布旁散步，能夠接近樹木，身心感到爽快舒暢，可以考慮適量地選擇種植果樹、落葉樹或長青樹。

1.果樹：果樹常有很美麗而獨特的效果。果樹開花時，空氣中會飄散著清香。結實纍纍時，不但有果子豐美的型態、入口甘甜的好滋味，滿足五官感受，心靈上也有生命圓滿和種子延續的象徵。例如，柚子、山枇杷、柿樹、板栗樹、杏樹以及山葡萄樹等都相當理想。

2.落葉樹：落葉樹在四季有不同的風貌。春天會萌芽變綠。夏天茂密的樹葉可以遮蔭，造成光影交錯的層次感；樹蔭讓人得到庇護，也會吸引鳥來棲息。秋天樹葉變色，景觀秀麗。冬天落葉凋零，使陽光充足，令人感覺明亮安心。刺槐、桂樹、菩提樹、法

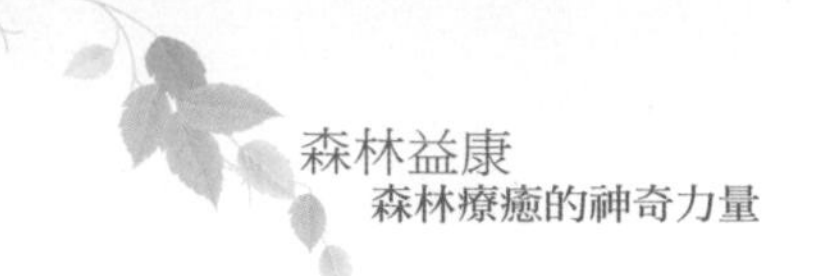



國梧桐、櫸樹、槭樹或榆樹和櫻花等都是很好的選擇，但要盡量選擇適合本地栽種的樹種。

3.常青樹：四季長青的樹木可以為人帶來安心穩定的感覺，和「經風霜而堅忍不拔」的激勵。生長在氣壓低地區針葉林的林相比較整齊，如果有適量的陽光，對舒緩心理壓力有相當好的效果。

樹木是美麗色彩和遮蔭的來源。在森林裡適量種植能開花的灌木、喬木和多年生的植物，但要避免雜亂感。隨著季節的變化，也可以加深人對生命韻律的體認。對森林在地的族群或年長者來說，種植一些具有神聖的意義或是傳統藥用植物，也可以增加植物和生命的連結。

上原巖等森林學者建議可以混合種植闊葉樹和針葉樹，創造多層次美麗的林相。但如果生態已很豐富，單種的樹林也可以富有益康效益。

為台灣建置許多森林步道的專家呂兆良則表示：就益康森林來說，混合林有它的好處。純林通常是人工種植，如果物種太過單調貧乏，不能說是完整的生態系統。至於是否一定要闊葉樹和針葉樹的混合林？倒也不盡然。在北美很多森林是針葉林，但是生態很豐富。而在台灣海拔不是很高的山區，通常只有闊葉樹，但是它的生態豐富性比北美部分針葉林還要高得多，熱帶雨林也是如此。因此，混合林是一種不錯的型態，但並不是唯一最好的。

至於要不要在森林中種些果樹？呂兆良個人喜歡純天然的森林，如果為了要種果樹必須砍掉原來的樹，他就不贊同。此外，如果只種樹而沒有完整的生態系統，也無法把森林對人的好處發揮得淋漓盡致。

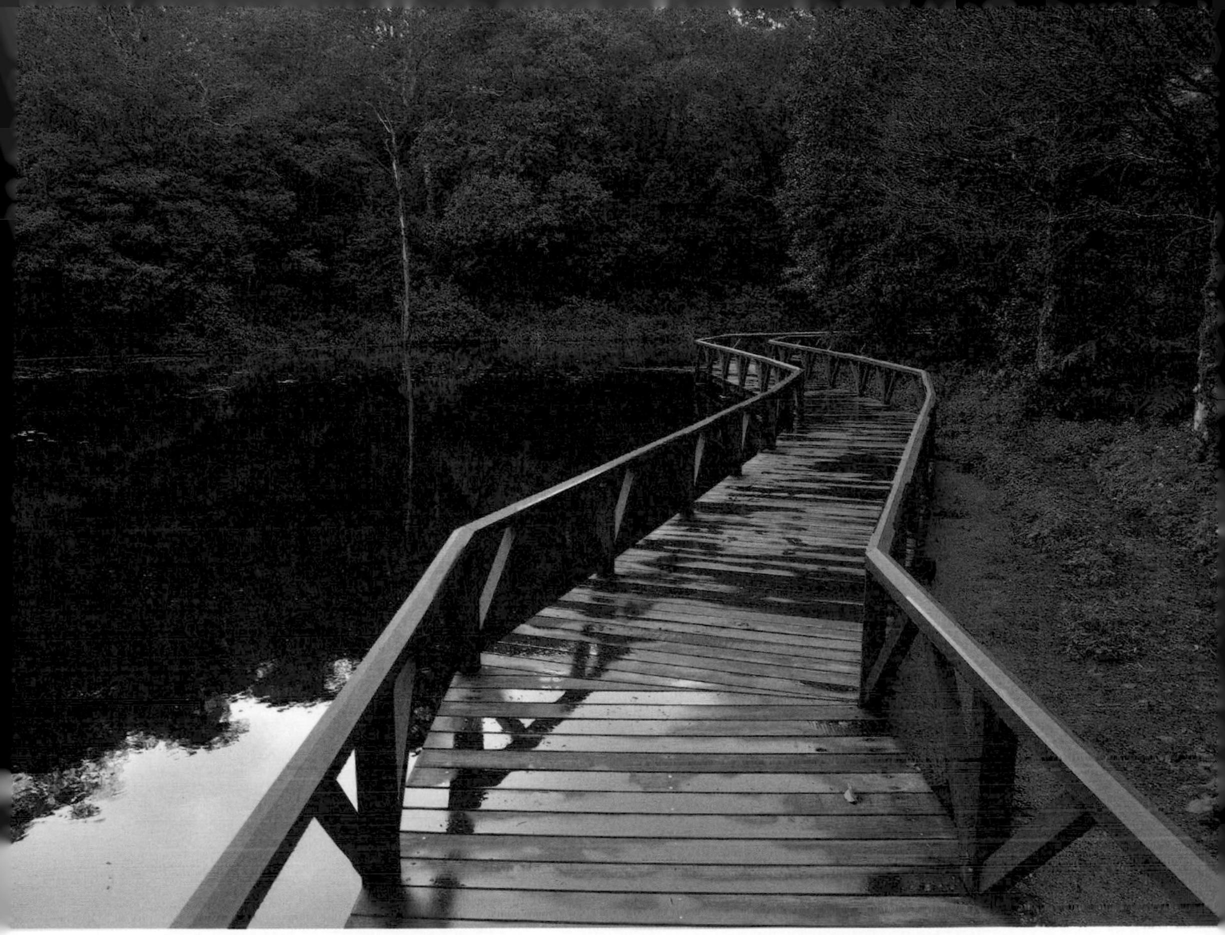

蜿蜒步道引動探索的心。魏天心攝

## 步道的設計

森林步道的空氣、景觀、彎度、坡度、交通、路線長短、遮蔭、溫度、海拔、寬窄、開發程度、材質、設施、課程和配套措施都可能造成不同的益康效果。

早在1880年，德國的巴登・巴登小村就因為有林泉山谷、新鮮清淨的空氣、美好的景觀、坡度和彎度變化協調的樹林坡地，成為自然健康調養法的勝地。德國許多有森林環繞的地方也建置療養地，森林內建有系統化步道網。

根據日本學者佐藤慎士的研究，森林步道的寬度以2.到2.5公尺、適合兩人並走為宜。步道愈窄會讓人感覺愈自然，步道愈寬會使人感覺愈整齊。相較於完全未開發或開發過度的森林，半自然的森林是比較好的療癒空間。

林文鎮在《森林保健論》一書中提出森林步道的建置或選擇原則，包括：林間步道的路線最好採循環狀作有系統的連貫，沿途景觀力求變化，譬如經過山林、溪谷、瀑布、草地、巨木、奇岩、巖洞和可以眺望野花野鳥的地方。此外，我們還可以參考下列要點：

1.步道長度可以步行30分鐘到3小時的範圍。

2.步道最好是土路。土徑步行是柔和的全身運動，能夠活化體內的器官和組織細胞，維持代謝平衡。落葉覆蓋的土徑對於調整人體先天的韻律最有效，可以保護膝蓋和腳。持續在土徑上步行以後，人體的心跳數、氧氣攝取和能量代謝率的負荷稍重，有助於把清新空氣中的氧吸入體內。

3.在容易滑倒的地段部分步道的路面可以鋪設碎石子、木屑或柏油。

4.避免用粗圓木頭或大顆的鵝卵石作鋪面，也要避免路面有橫向溝槽。可以舖設木板、樹皮或木屑，方便人步行或坐輪椅行動，對懷孕末期的婦女也比較安全友善。

5.森林環境要安全、適度明亮及舒適。

6.步道坡度要適度緩和起伏，平均不要超過12.5度（德國標準為不超10％=5.7度），以方便年長者、平日運動不足或有身心障礙的人使用。太陡的步道會令人覺得太辛苦，平坦的比較輕鬆，但會感到無聊。

7.盡量能夠容許行動不便的人至少使用部份路段。

8.在步道較陡處，或為了長者、幼童及失智的人著想，可以適度裝置扶手、拉繩和欄杆。設立幫助人確認方向和注意安全的說明牌。

9.有時為了保護地被植物，可以在森林中設置架高的木棧道，或在土徑上埋下木頭，亦可用石頭作踏點，一面把遊客對生態的威脅降到最低，也增添行走的樂趣。

10.步道的開拓最好避開野生動物行動的獸徑和棲息地，尊重森林的「原住民」。

## 依坡度選擇路線難易度

19世紀起，德國的許多步行運動療法都是把步道依坡度和運動負荷量分類。醫師先對病患進行醫療檢驗，再按身體狀況建議運動負荷量，開立運動處方，訂定運動路線，有效利用自然地形保健。例如，克納普療法認定的場域中必須含有森林步道，降矢英成根據步道的步行距離（2-10公里）和高低差（10-50公尺，坡度為5%、10%、15%三段），把難易度分為七個等級。

坡度百分比是指水平距離一百公尺會上升的X公尺比例。我們也可以用三角函數tan-1（垂直距離除以水平距離）的公式換算高度角度。例如，一百公尺的距離上升二十五公尺，坡度為一比四，是25%，角度為14.04度。依照森林學者吳俊賢記錄岩崎輝雄的分類，地形坡度可分成三級。A級3-5%，適合老人或無登山經驗者；B級7-9%，適合中年人；C級10-13%，適合年輕人。

在克納普的森林中通常會有地圖標出步行所消耗的卡路里，鼓勵民眾散步，運用好空氣進行大氣治療。

## 益康森林的設施

在選擇或規劃益康森林時，可以適當運用設施，以增加活動的

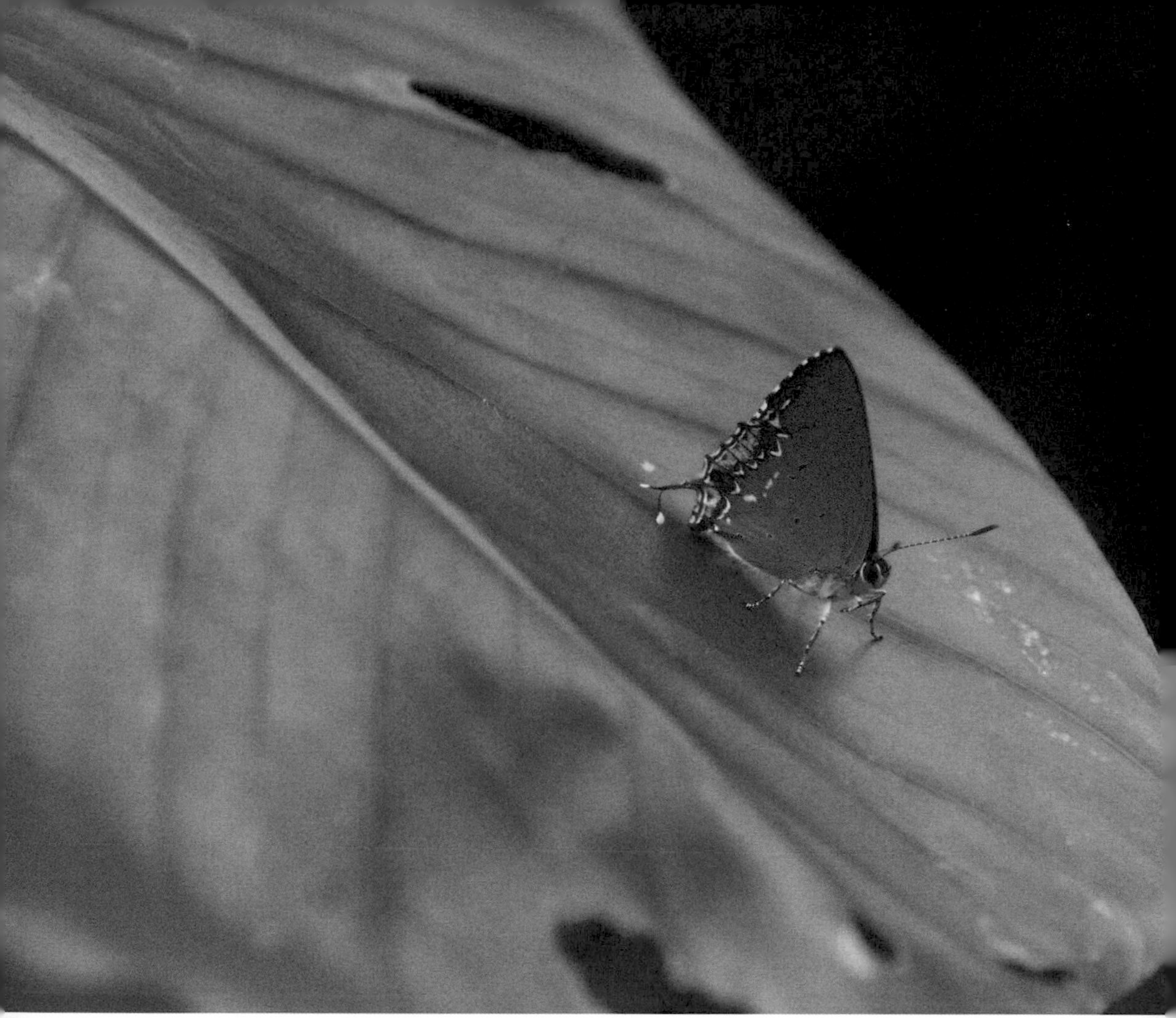

紅邊黃小灰蝶。朱懿千攝

樂趣和療癒效果。

設立引導方向和安全警示的告示牌是基本的設施，也可以建置解說牌來幫助人認識森林益康和生態。

盡量保持原有的老樹，不只有助於形成樹蔭和視覺的安定，也是野生小動物的棲息處，並且會產生歷史恆久的感覺。森林中也可以適度放養溪魚、小鹿或種植花卉來吸引鳥、松鼠或蝴蝶。

近年來，台灣一些森林遊樂區陸續添設了山野體能訓練場和SPA健康步道等設施，使林間活動更加多元和動態化。有良好的管理才能發揮設施的功能，並且不會造成視覺的障礙和安全的陷阱。

我們也可以在新鮮和懷舊中尋求平衡，一面以花木水石創造森林裡「遠離常規」的喘息空間，另一面也可以用舊森林火車鐵軌、水車、汲水幫浦和茅草寮等有歷史意義的裝置，引人回憶當年，產生個人的生命聯結。

建置步道和設施維護自然，盡量要用自然素林和生態工法，寧願嚴選求精，千萬不要讓人工設施喧賓奪主，破壞大自然的生機和美麗。所有的建設在啟用後，也都要作使用的評估。

## 住在森林裡

雖然許多研究發現短暫進入森林也能改善健康，但是岩崎輝雄指出，長期停留在森林才會有較顯著的效果。按德國的標準，一般是要停留三週。日本的標準則是至少要五天四夜。人體的血糖和血脂才會開始大幅下降，血壓也降低，而瞳孔反應變靈敏。

如果想要在森林裡住宿，設施的功能就很重要。日本長野縣信濃町制訂了設立森林療養住所及膳宿公寓的認定辦法。已經有許多從都市來的上班族和當地居民定期來住宿，以進行身心療養。但是上原巖認為：整體來說，在日本，擁有完整森林的療養設備的森林場域仍佔少數。在歐美的森林療養環境中，大多由醫師和森林治療師等專業人士主導規劃硬體和軟體設施，以增進參與者的益康效果。

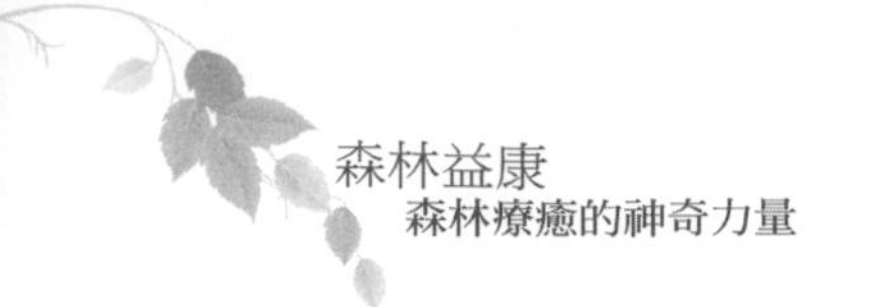


### 良好的管理

龍澤紫織強調生態豐富、安全舒適的森林，還需要有周延的管理才能作為理想的益康森林。從交通的安排、衛生的維護、管理人員的訓練、進入森林人數的管控、環境永續發展、經費資源的獲得和運用等，都會影響森林的益康品質。

### 益康森林的推薦

上原巖強調：從日本北海道到九州，每個療養地都有獨特的自然環境和人文背景，可以發揮在地的特色。其實無論是鄰近的森林或是到某處特定的森林，上原巖都期待使用者重視森林的歷史及特性，活用森林的植物或前人走過的路徑，不只是看運動和療養設施。

在《療癒之森》一書中，上原巖提到在日本長野縣信濃鎮、岐阜縣下呂市、北海道下川鎮和琦玉縣秩父市等地方的政府都和當地的醫療機構攜手，一起推動森林健保活動。其中，信濃鎮在2003年開始舉辦「森林醫療訓練員養成講座」。下呂市則結合了溫泉和森林療養。

## 參照生命樹建構台灣的益康森林

馬偕醫學院研究團隊進行三年研究，發現鳩之澤自然步道和太平山原始森林步道富有作為益康森林步道的潛力。

大約120位參與者對這兩條步道給予相當正向的評估和改善建議。我們試以「生命樹」為主軸，整理出兩場域作為益康森林步道已有的優勢和可改進的空間（收錄於林務局的研究報告中），希望可以開拓富有台灣特色的益康森林。

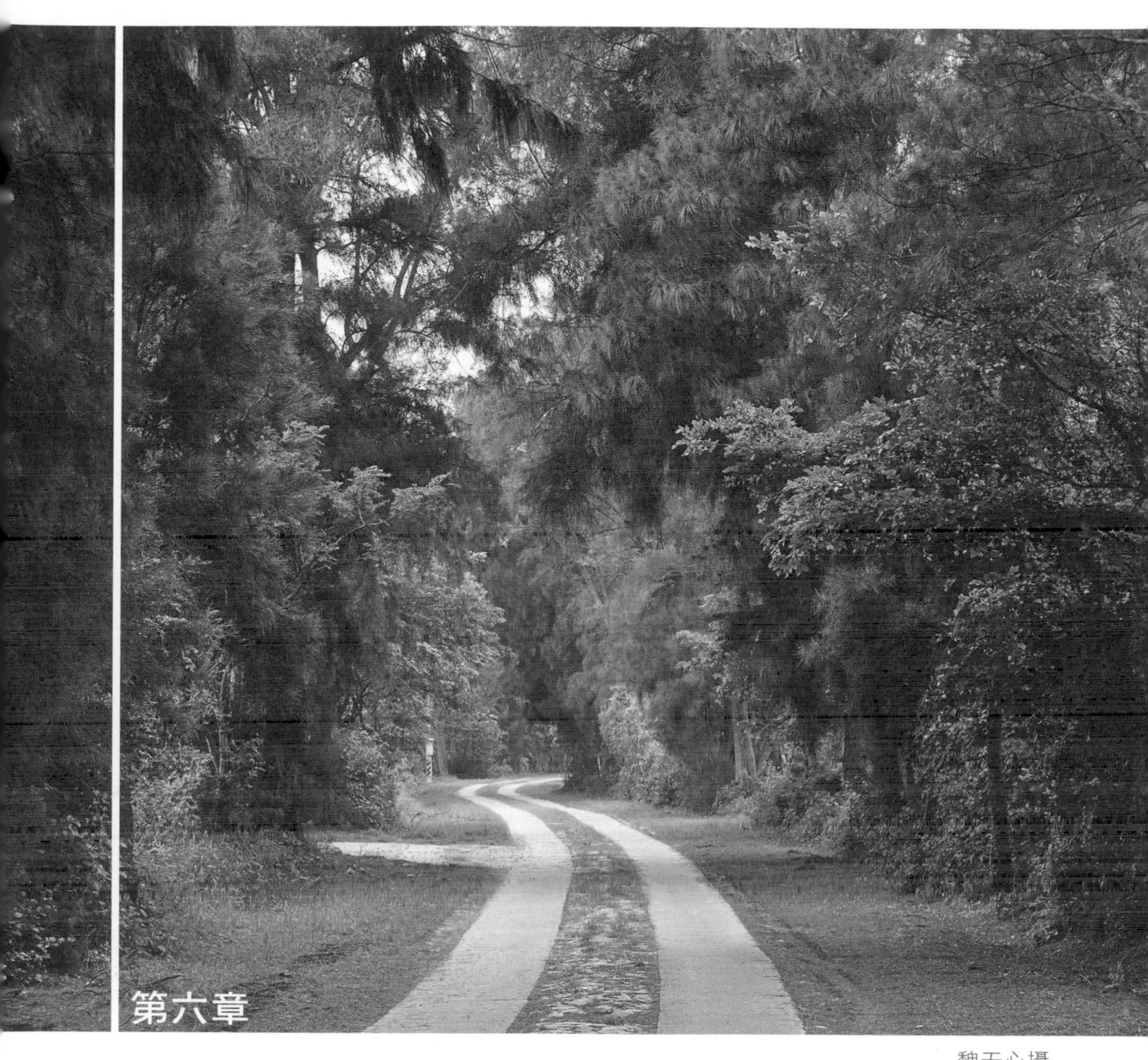

第六章

魏天心攝

# 福爾摩沙原本美麗——

## 森林益康在台灣

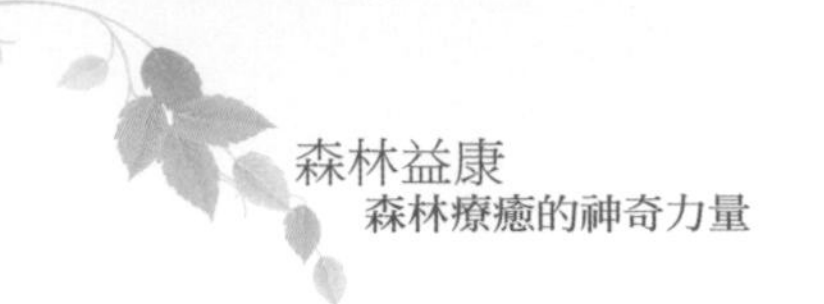



種一叢樹仔 在咱的土地
不是為著恨 是為著愛
種一叢樹仔 在咱的土地
不是為著死 是為著希望

二二八 這一日
你我作伙來思念 失去的親人
從每一片葉子 愛與希望在成長
樹仔會釘根在咱的土地
樹仔會伸向咱的天空
黑暗的時陣
看著天星在樹頂閃爍

李敏勇詞 蕭泰然曲〈愛與希望〉

根據林務局在2015年的調查，台灣這美麗的寶島上大約有六成的土地覆蓋著森林。台灣位於亞熱帶和東亞島弧的摺曲地帶，山脈連綿聳立，潮濕的氣候加上不同的海拔高度和溫度，形成熱帶、亞熱帶、溫帶和亞寒帶的多種氣候特徵。

台灣森林蘊育出非常豐富多樣的自然生態，擁有發展森林益康的得天獨厚條件。動植物種類繁多，維管植物超過四千種以上，其中天然林約占七成。山地植群帶可分為榕楠林帶、楠櫧林帶、櫟林帶、鐵杉雲杉林帶、冷杉林帶和高山植群帶，呈現垂直分布。

# 台灣森林益康的發展

我國看待森林的態度，早期是以伐木經濟著眼，近年來逐漸納入文化、休憩和生態保育的重點。森林的經營和管理的責任也由中央到地方，漸漸普及到社區。台灣的森林也一步一步對民眾敞開。

1989年，林務局宣布全台禁伐天然檜木林。2001年起，政府就地採用材料以自然工法整建「全國步道系統」，提供民眾更多戶外遊憩和健身運動的機會。

為了因應社區發展和生態保育的世界潮流，林務局於2002年推動「社區林業」，讓民眾一起參與和學習，從關心和認識自己的鄉土開始到和林業機關共同守護森林和生態，並且分享成果，目標在達成生物多樣性和永續發展。這和第5章所說的聯合國大學及日本政府提出的「里山倡議」及上原巖推動「大家的森林」的理念相呼應。

2006年，林務局推動「無痕山林運動（leave no trace, LNT）」，呼籲人重視土地健康，親近和認識大自然，對森林心存敬畏和感恩。

就森林益康的推動來說，林文鎮博士在1983年把「森林浴」一詞由日本引入台灣，也把phytoncide翻譯成「芬多精」，並且撰寫許多文章和專書全力宣導，包含1989到2001年之間陸續出版的《森林浴的世界》、《森林美學》和《森林保健》。1989年，呂錦明博士也翻譯了岩崎輝雄所著的《森林的健康學》。然而，「親近森林可以促進人類健康」的概念雖然「言之有理」，但實際作法和效果仍有待進一步研究驗證。

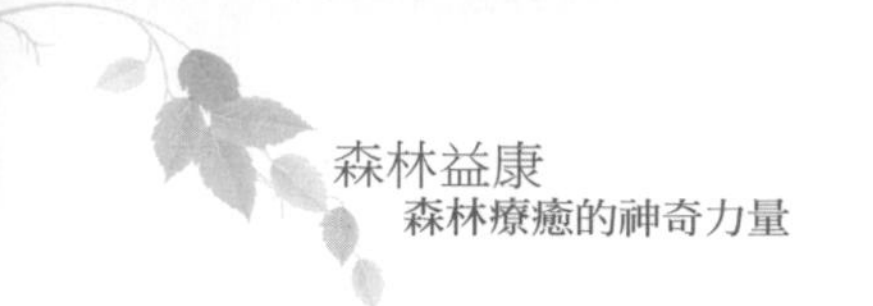


2005年，陽明大學陳俊忠教授在海拔2,997公尺的大雪山森林遊樂區進行研究，發現兩天一夜的森林活動有助於減輕壓力，並且可以促進生理及心理健康。這是國內首見的森林益康實證研究。

值得注意的是，在二十一世紀初，台灣也有園藝治療的新興發展，倡導透過「人與植物的互動」提升健康。2002年，陽明大學開設園藝治療課程。2005年，我提出「生命樹—人與植物互動的健康因子」模式。2008年，台大園藝系張俊彥、曹幸之和陳惠美教授合著《園藝治療效益評估和活動設計》一書，報導多篇實徵研究，說明接近植物對保健的效益，也介紹美國園藝治療學會的認證制度，附有多份「園藝益康」效果的評估量表，顯示想朝專業發展的企圖心。書中並有黃盛璘、陳彥睿和張隆盛等作者的文章，分享園藝益康活動設計，可做實務工作的參考。

林務局羅東林管處在2010至2012年之間，委託馬偕醫學院林一真、申永順和中興大學森林系廖天賜副教授，在「鳩之澤自然步道」和「太平山原始森林步道」量測參與者的身心反應以評估益康的效果，並且對設置益康森林的場域和可用的森林益康指標提出建議，也啟動了馬偕醫學院真愛森林的規劃。

接著，廖天賜老師和我共同指導中興大學森林系研究生陳奐存，在惠蓀林場和台中市綠園大道作研究，發現在都會和山間的森林活動都有健康促進的效益。

2013年張老師文化公司翻譯出版了上原巖著作的《療癒之森》和主編的《樂活之森》。上原巖親自來台灣發表新書，並且到馬偕醫學院踏訪「真愛森林」。2015年上原巖也應臺灣園藝輔助治療協會邀請演講，並且在新店二格山帶領工作坊，我也得以就森林益康對上原巖教授作二次訪問。

2015年初夏，上原巖教授邀我和馬偕醫學院校長魏耀揮到東京農業大學參加「日本森林的健康學會」舉辦的「森林の健康=人間的健康」學術研討會和「明治神宮森林療法」工作坊。同年8月底，台大森林學系師長、林務局主管和我組成「台灣森林益康療癒開路先鋒團」再訪上原巖教授和李卿博士，並且觀摩日本鹿教湯溫泉、東京大學「癒之森」和檜原村等地區的森林療法實務。2016年初，先鋒團相約由三芝的馬偕醫學院真愛森林開始，從台灣北部到南部探訪適合推動益康活動的森林，並且商討成立學會後要發展的重點。

在台灣的森林益康發展正方興未艾之際，我以羅東林管處的實徵研究為例，和大家一起來思考台灣森林益康的未來方向。

# 太平山森林益康實測研究

在台灣的森林中步行和冥想，會提升身心的健康嗎？
在不同海拔的森林步行，會影響益康的效果嗎？

## 森林場域

眠腦，是太平山的泰雅族名字，指「森林樹木茂盛的地方」。數千年來，高大芳香的紅檜、扁柏和鐵杉聳立在山谷，浸浴在雲瀑、嵐霧、陽光和雪花間。原住民泰雅族人生活在這裡。太平山位在台灣宜蘭西南方的大同鄉境內，佔地約12,631公頃，以往和阿里山、八仙山並列為台灣三大林場。

1982年，台灣政府結束伐木事業，太平山轉型為國家森林遊樂

台灣山岳雄壯美麗，圖為雪山主峰望北稜角。魏天心攝

區。羅東林管處開拓見晴懷古步道、茂興懷舊步道、三疊瀑布步道和翠峰湖環山等步道群，景色瑰麗。16條步道如綠色經絡盤迴在高山峻嶺中，平日可賞綠林、觀雲瀑、走步道、洗溫泉，也可喝茶品咖啡。用伐木小火車改的蹦蹦車像玩具一樣穿梭，倍增童趣。

我們選擇低海拔的「鳩之澤自然步道」和中高海拔的「太平山

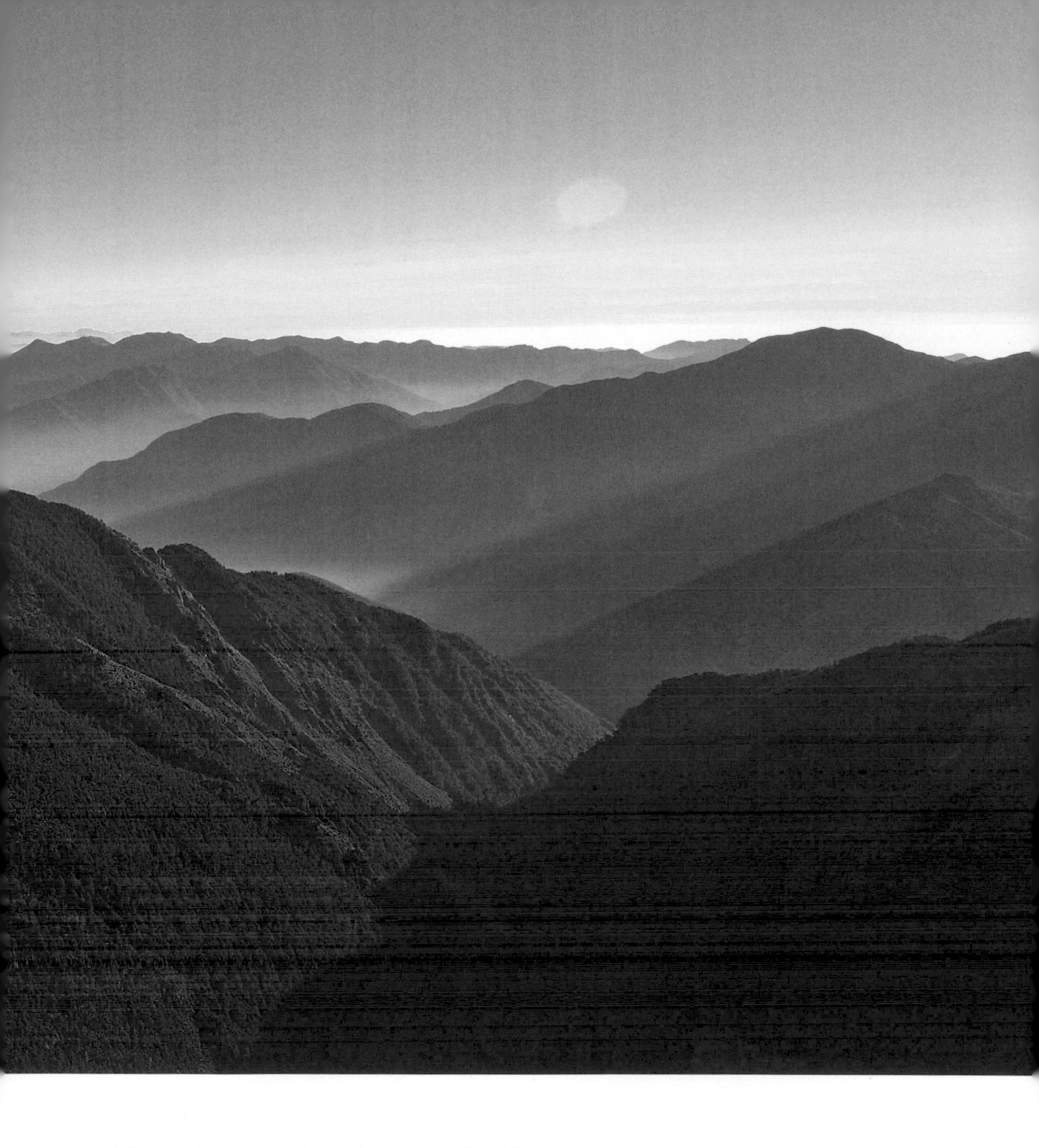

原始森林步道」作為進行的主要場域。

## 鳩之澤自然步道

鳩之澤的海拔大約520公尺；舊名「燒水」，是地熱溫泉的意思。這裡的弱鹼性碳酸氫鈉泉，無色無臭，滴滴精純。翠林山光映

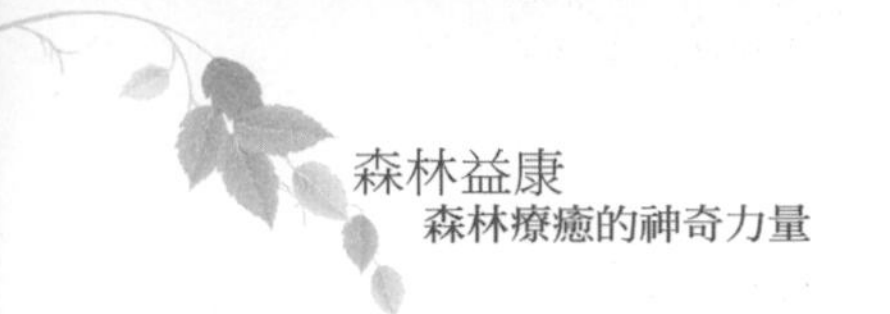


在水中，浸泡時像融入藍天色的乳液，光滑舒暢之感在肌骨間久久不散。日治時代，伐木工人在這裡興建溫泉浴室，泡湯成為伐木生活難得的樂趣；日本人稱為「鳩澤溫泉」。1969年，政府更名為「仁澤溫泉」。2006年，回復「鳩之澤」之名稱。

自然步道和鳩之澤溫泉之間隔著多望溪，以鳩澤橋相通，步道全長2公里。步道兩旁冷清草、闊葉樓梯草和水麻，綠意盎然，大葉楠、楓香和牛奶榕等闊葉樹林立，筆筒樹和台灣桫欏等，風情萬種。溫和的氣候、充沛的雨量和河谷地形，孕育出豐富多樣的動植物生態和濃郁的芬多精。沿途設有吊床、梯凳等休憩設施，並有詳細的解說牌，是條四季皆宜、適合親子同遊，可供悠閒漫步，也可以作為生態觀察的林間步道。

鳩之澤四周群山環抱，多望溪穿越其中，鳥類眾多，啼聲縈繞在澤地幽谷中，因此得「鳩之澤」名號。潺潺水聲，嘰啾鳥啼，蟲鳴蛙唱，譜成天籟。常見鳥禽有紫嘯鶇、大冠鷲、樹鵲、翠鳥、五色鳥、台灣藍鵲、綠簑鷺、紅枕藍鶲、山頭紅。天暖時，蝴蝶飛翔滿山谷，林間有台灣獼猴、野豬、白鼻心和赤腹松鼠。

鳩之澤是以前運輸珍貴木材的大站，歷經日本人和漢人的砍伐，珍貴的喬木被運到山下，送往異國他鄉。詩人李潼以〈暈眩〉一詩述說失根之慟。

有時 暈眩也是好的
我是一棵容易暈眩的樹
你知曉
我是堅實山頭一棵穩在的樹
一棵 地牛翻身也不撼搖的樹

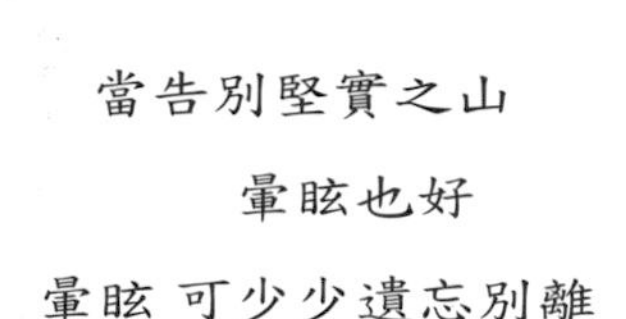

當告別堅實之山
暈眩也好
暈眩 可少少遺忘別離

我是一棵容易暈眩的樹
你知曉
我從不懼高（凌空索道算得什麼）
於是 你更當知曉
繫走索道之前
我的暈眩 多半是刻意的

## 太平山原始森林步道

太平山海拔約2,000公尺，其中的檜木林是台灣最容易親近的原始森林。從太平山莊服務站旁的中央階梯往上，就可以通往原始檜木森林。中央階梯兩旁種有紫葉槭、台灣掌葉槭和台灣紅榨槭等紅葉樹種，紅葉夾道的景觀相當特殊。坡地上成片的毛地黃會在春、夏之際盛開銅鈴般的花朵。台灣杜鵑、森氏杜鵑、石楠和宵待草等也是花季中的主角。

原始森林的面積約2公頃，周圍群山環翠，適合觀賞日出雲海，太平山莊提供住宿。步道全程步行約需30分鐘。漫步其中，可以享受優質森林浴，也可以就近續遊鐵杉林步道。

入口處的鎮安宮原來是日治時期的神社，現在改為鄭成功廟。從介壽亭旁「人間仙境」的指示牌進入環狀步道後，舉目除了鐵杉和昆欄樹等樹種以外，區內多為原始的紅檜和扁柏，林相鬱閉，林地盤根錯節，林間舖設有安全易走的步道。一些老死的巨幹中已有

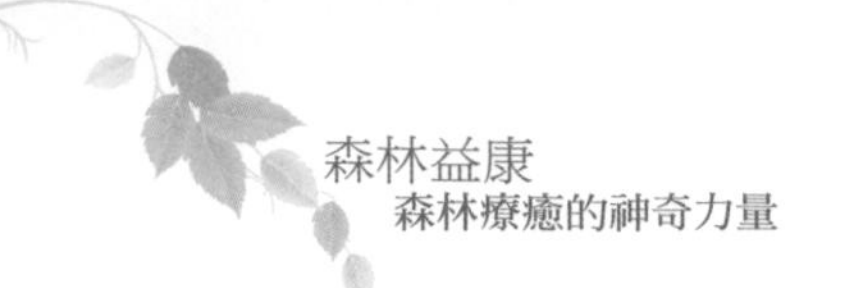

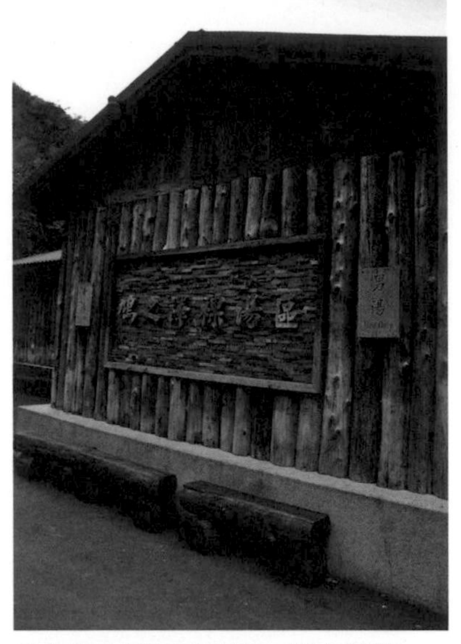

鳩之澤的裸湯溫泉區。林宗達攝

第二代樹木長出，形成「雙代木」的景觀生態。

沿著太平山的森林步道，在地文人李潼和黃智溶的詩刻在蘭陽藝術家燒的陶板上，成了充滿文藝氣息的「太平詩路」。我很喜愛在海拔公2,000公尺的石柱附近紅亭邊的一首「山亭」（請見第2章）。這也成了我們到太平山研究「森林益康」帶領參與者冥想「森林和我」的地點之一。

## 步道坡度

太平山原始步道和鳩之澤步道本身的坡度大多平緩，一般青年、中壯年和健康的長者都可以輕鬆行走。不過，鳩之澤自然步道中有一小段比較陡峭。而由太平山莊到原始森林步道必須經過496階的中央階梯，對體力較弱、有肢體障礙、心臟病或氣喘的人是一大挑戰。

## 氣候

鳩之澤自然步道全年的氣候相當溫和，太平山原始森林步道每年四月至十一月也很舒適涼爽，適合具一般體能的人在森林中散步和冥想。

## 森林益康的方案設計

我們設計的活動內容很簡單，透過「森林步行」和「自然冥想」，來幫助參與者體會到放鬆的感受，並且把專注力聚焦於森林，藉由聽覺、視覺、嗅覺和觸覺的敞開，敏銳覺察森林裡的豐富生命，並且關注自己的身心健康狀態，提升正向的心態。

## 參與者

我們一共邀請到93位參與者的協助。2011年有60位參與者，其中有34位男性和26女性，年齡介於18-65歲；2012年的33位參與者中，有20位男性和13位女性，年齡介於20-67歲。

他們來自許多行業背景，包含太平山森林解說志工、羅東林管處同仁、馬偕醫學院的教職員學生和遊客。就身體狀況來說，參與者多為一般健康的人。有3位服用藥物控制血壓，其中有一位曾經罹患癌症，但已完成治療，復健相當成功。

為了確保參與者的健康狀態，活動當天經確認無高血壓、氣喘發作及嚴重感冒，並在現場進行手指血氧含量檢查，血氧值在93%以上者才可以參加活動。

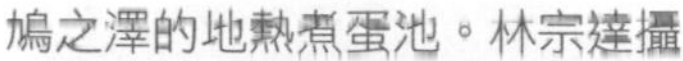
鳩之澤的地熱煮蛋池。林宗達攝

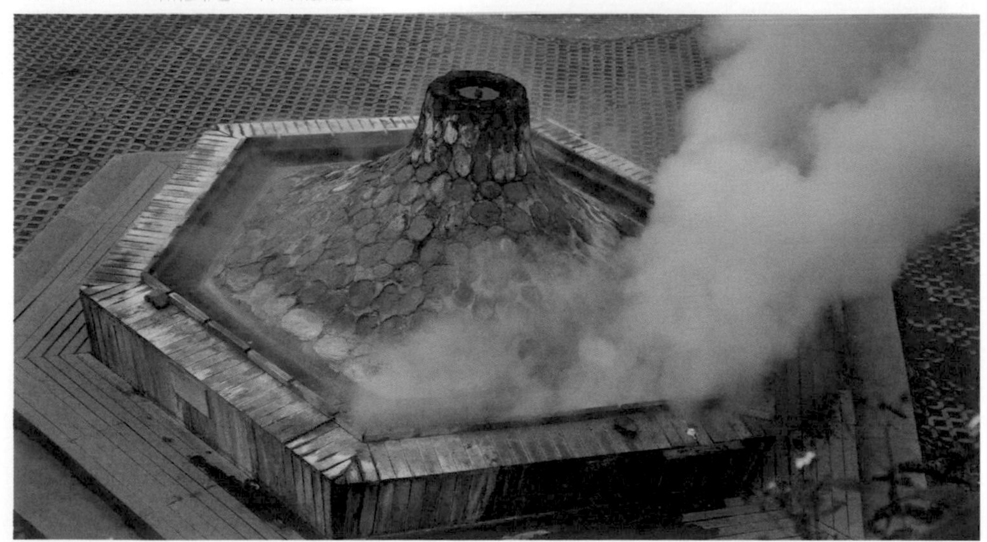

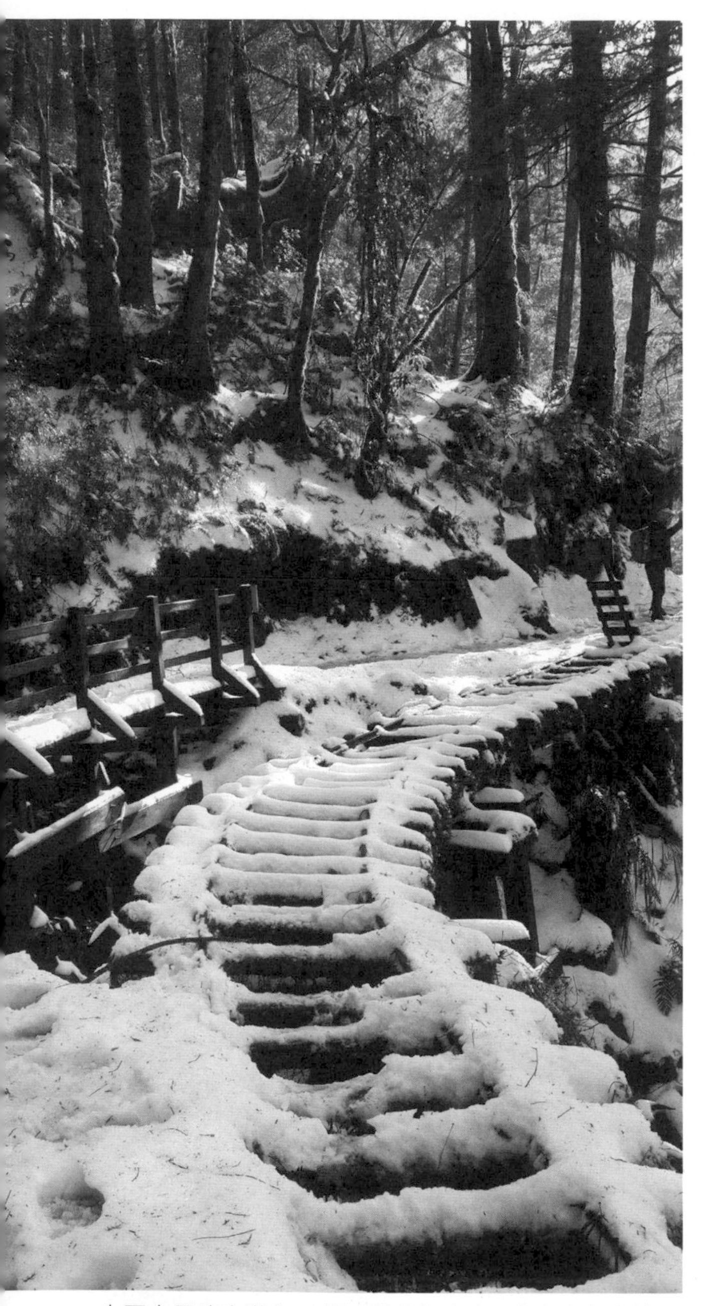

太平山見晴步道旁，昔日鐵道的遺跡，令人喚起幽情。
林宗達攝

## 量測工具

為了量測森林活動的生理益康效果，我們用生理回饋儀和血壓計，分別量測參與者在森林活動前後的心跳、血壓、皮膚電阻、心跳變異率、肌電位和腦波。

在心理指標方面，以林一真所編的「我的日子過得如何？」量表為主，包含兩個部分：壓力身心反應（共37個題目，例如鼻子過敏、頭痛、專注力無法集中、嘴破、氣喘、腸胃不舒服、食慾差、脖子肩膀僵硬、腰痠背痛和容易疲倦等）以及負面情緒（共30個題目，例如容易生氣、緊張、冷漠、憂鬱、不耐煩、與人疏離、焦慮擔憂、害怕、想哭、不想說話、想躲起來和覺得活著沒價值等）。

此外，我們也用「益康森林量表」來評估參與者對森林的觀感。其中請參與者在「生命樹量表」上評估活動帶給自己的感受，例如好玩有趣、親近大自然或讓自己沉澱反省等。「森林環境評估表」採語意差別法，提供十組兩極對立的形容詞，請參與者評估森林環境給自己的印象來勾選，例如「寬闊的／狹窄的」、「愉快的／悲傷的」、「人工的／自然的」和「迷人的／無趣的」等。

在研究當天，研究人員在森林步道的5到7個定點，用氣象儀器測和負離子儀器分別測量環境中的濕度、溫度和氣壓及負離子等特性。

## 流程和時間

2011年七到十月和2012年二到十月這段期間，我們利用白天的時段（上午九點到下午四點），分批邀請參與者前來，每批約八到九位。在說明活動的程序和注意事項，並且徵得同意進行研究之後，我們先以生理回饋儀和血壓計測量每位參與者的生理指標。接著，再請參與者填寫「我的日子過得如何？」量表。

活動開始時，參與者單獨或兩到三人按照自己的速度，在森林步道中行走。走至途中，有受過訓練的專人在一個較為幽靜舒適的地方，引導參與者進行冥想。

引導者先請參與者放輕鬆，再把專注力聚焦在森林環境，察覺在森林中所聽到、嗅到、碰觸到和看到的各種訊息，靜心感受當下，再將專注力放到自己身上，覺察此時此刻自己的身心狀態，並對自己和森林祝福。

冥想之後，參與者簡單地分享體驗心得，再繼續往前走回出發處。走完全部路程大約需要半小時到一小時。活動結束前，請每位

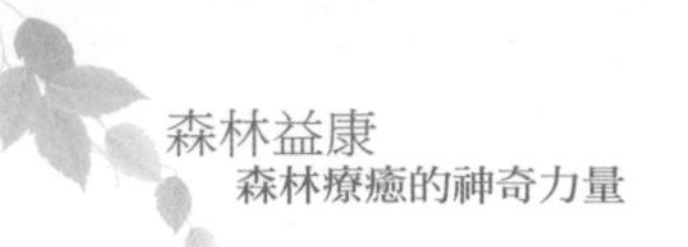


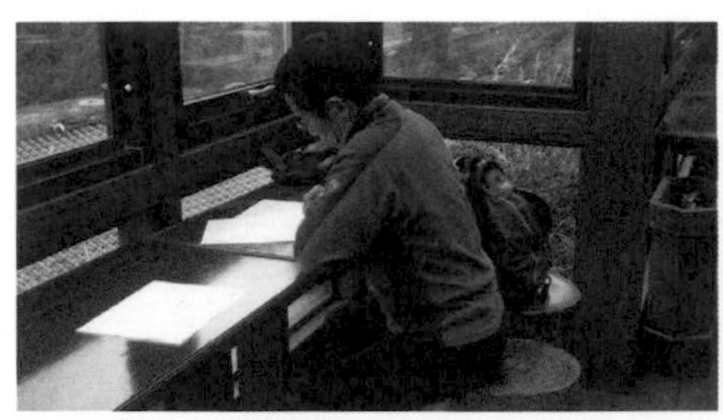
填寫同意書和問卷

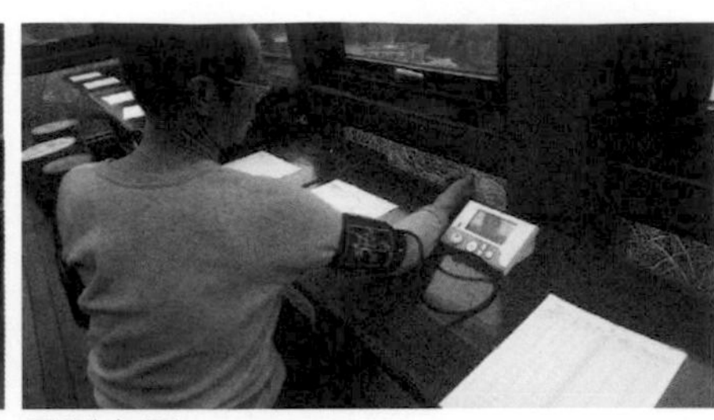
量測血壓

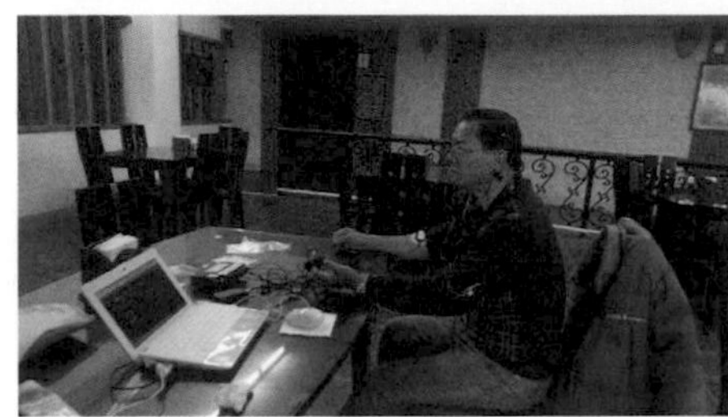
生理回饋儀量測

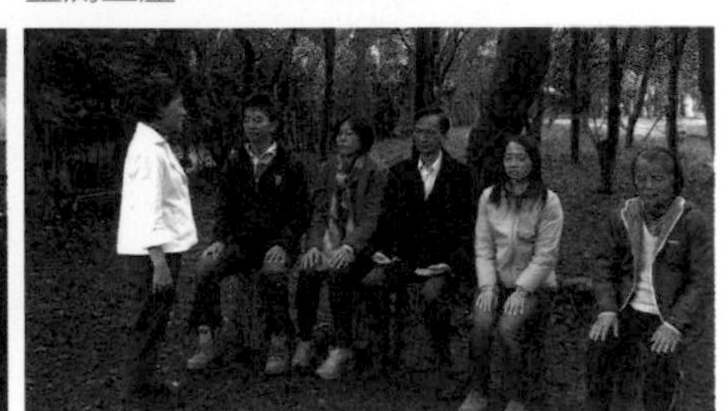
樹下的冥想

王歆慈攝

參與者再次接受生理回饋儀和血壓計的測量，並填答「我的日子過得如何？」量表以及「益康森林環境評估表」。整個研究過程大約需要2至2.5小時。

## 進出太平山森林的益康效果

### 紓壓和增加活力 身心更健康

在兩森林步道活動以後，參與者明顯有血壓降低、心跳增快和末梢血流量增加的趨勢。但在皮膚導電度、心跳變異率、腦波和肌電等指標上沒有明顯的差異。台大園藝暨景觀學系陳惠美副教授曾經就這項結果表示，這有可能和森林活動的性質有關。本研究的活動是綜和靜態冥想和走路。冥想通常會造成$\alpha$腦波增加，而動態步行不會造成$\alpha$波增加，這點是很值得以後的研究再深入探討。

在心理方面，兩森林步道活動後，參與者自覺的「壓力身心症狀」和「負向情緒」都明顯降低。參與者比較少感受到「心絞痛」、「腸胃不舒服」、「頭痛、頭昏」、「脖子肩膀硬」、「肌肉緊繃」和「注意力無法集中」等壓力身心症狀，也比較少表示自己有「心情不好」、「容易生氣」、「焦慮擔憂」、「憂鬱」、「不耐煩」與「罪惡感」等負向情緒。

由此可見，森林活動確實有調節自律神經和增加心肺功能的生理效益，以及減少負向情緒和身心不適感的心理效益。

## 高和低海拔的森林的益康

根據兩條步道的環境測量結果，太平山原始森林步道海拔較高，溫度和氣壓都比較低、負離子比較多。但是整體來說，相同參與者在兩森林場域的身心反應普遍沒有差異，只是比起在鳩之澤，參與者在太平山原始森林活動後的心跳比較快，皮膚導電度比較低，這可能是因為比較放鬆，也可能是比較少流汗。

參與者對兩處的森林步道的印象都很正向。綜合來說，沒有顯著差別。經過細部比較，參與者感覺太平山原始森林步道比鳩之澤自然步道更為安全、井然有序，可以選擇要去的地方，更可以增加知識、親近自然、親近自己及親近他人，也可以激發靈感，並且更能感受森林的寬廣、美麗、迷人和整齊有條理。

但是，參與者在兩處森林活動後都有調節自律神經、促進心肺功能、改善情緒及減少身心不適感的作用。

## 對森林和自己的正向認知

綜合來說，參與者在兩處的森林步道活動之後，都達到了調節自律神經、促進心肺功能的效果，對改善情緒、減少身心不適感的作用，也有更正向的體認。我們的研究和陳俊忠教授在高3,000公尺海拔大雪山森林所作的研究結果相當一致。

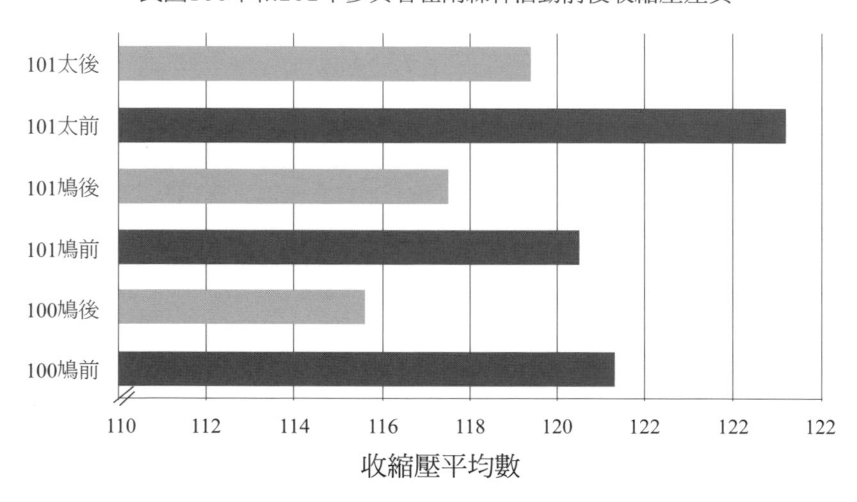


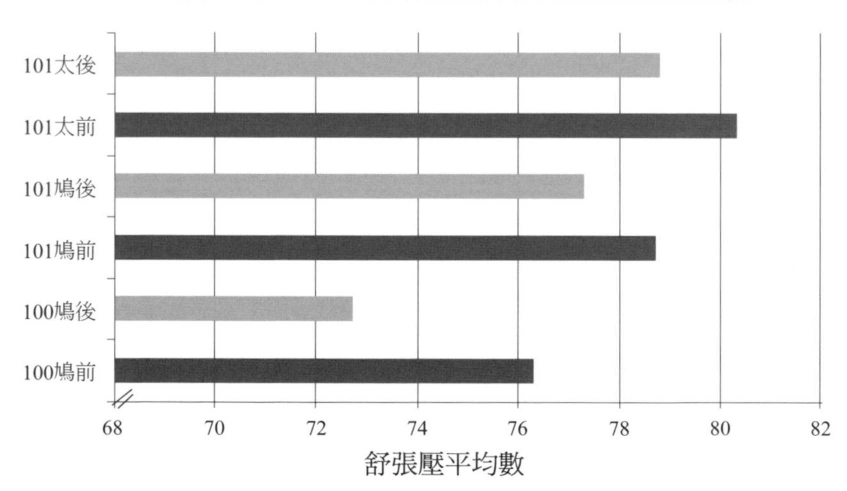

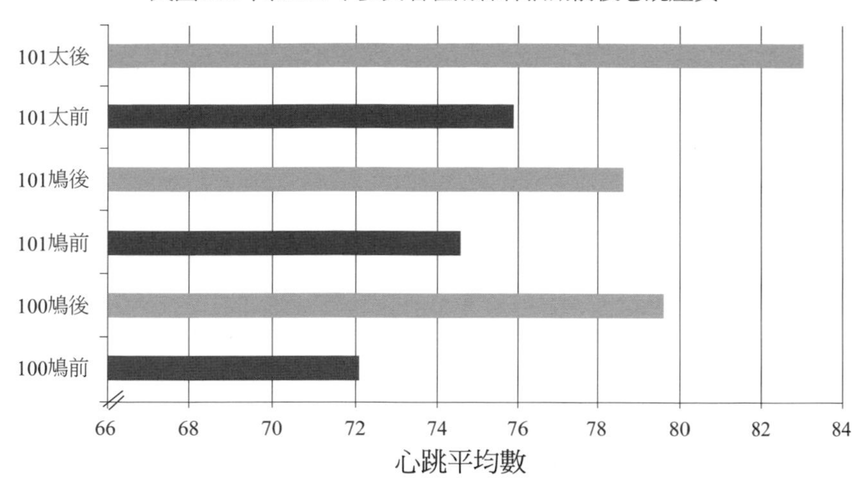
民國100年和101年參與者在兩森林活動前後心跳差異
101太後
101太前
101鳩後
101鳩前
100鳩後
100鳩前
66
68
70
72
74
76
78
80
82
84
心跳平均數

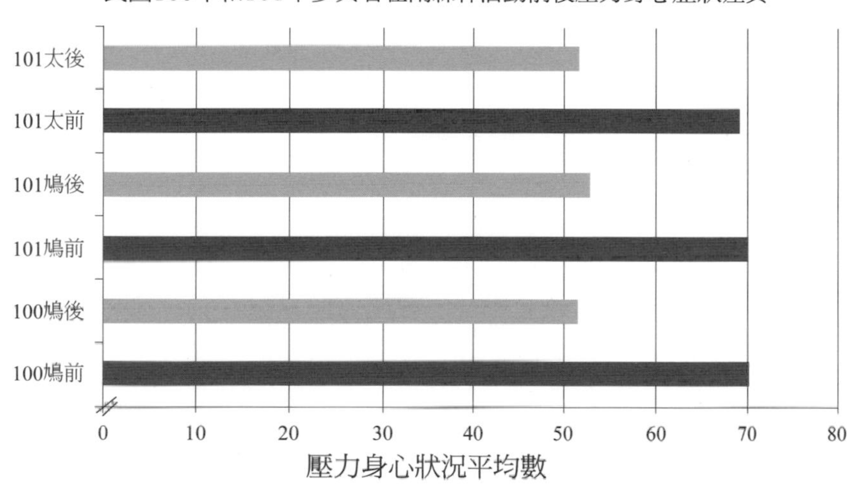
民國100年和101年參與者在兩森林活動前後壓力身心症狀差異
101太後
101太前
101鳩後
101鳩前
100鳩後
100鳩前
0
10
20
30
40
50
60
70
80
壓力身心狀況平均數

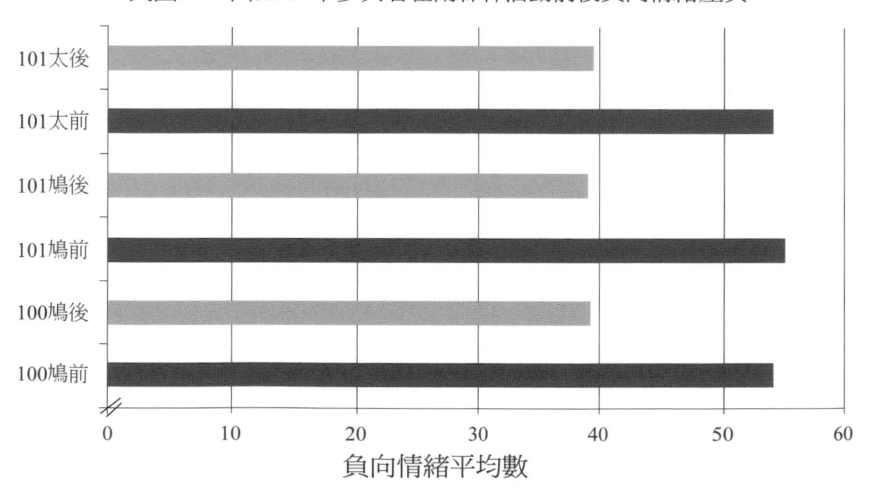
民國100年和101年參與者在兩森林活動前後負向情緒差異
101太後
101太前
101鳩後
101鳩前
100鳩後
100鳩前
0
10
20
30
40
50
60
負向情緒平均數

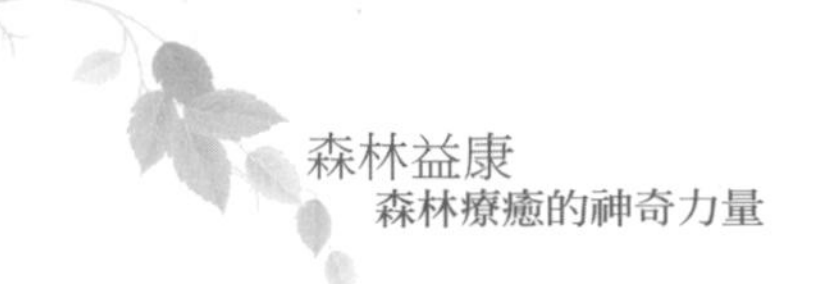



此外，即使海拔高低不同，林相也不同，但參與者對兩條步道都給予正面的評價。在兩處進行森林活動後，參與者也都有更正向的自我評估，不因森林而有差異。參與者可以依照自己的身心狀況、需要、益康目的、時間、資源和喜好，選擇適合的森林，同樣可以達到益康的目標。

有趣的是，參與者自覺的壓力身心症狀和負向情緒越少，對環境評估也越趨正向。越喜歡自己、對本身情緒和健康持正向看法的人，也越喜歡森林環境。這樣的結果，可能會因為參與者的正向答題習慣有關，但也有可能是反映真實的現象。如果後者為真，這也可以算是另類的「境由心生」吧？

這項結果也和日本瀧澤紫織的研究相呼應印證。瀧澤紫織主張並以臨床醫學證明：森林益康的重要目標是要讓人喜歡森林，與森林建立正向的關係，透過跟森林的親近，就可以促進人的身心健康。

這個研究算是我們一小步的成功嘗試。未來，我們仍然需要以更多不同代表性的參與者（例如不同年齡的族群、有特殊需求的族群或身心有障礙的人等），累積更多長期深入的研究資料加以比較和探討。

# 推動台灣森林益康的展望

森林益康就是要把人帶回大自然。

台灣不只因為擁有非常豐富的森林生態，深具發展森林益康的潛力。很重要的是，台灣有一群衷心熱愛森林的「綠色傳道士」，

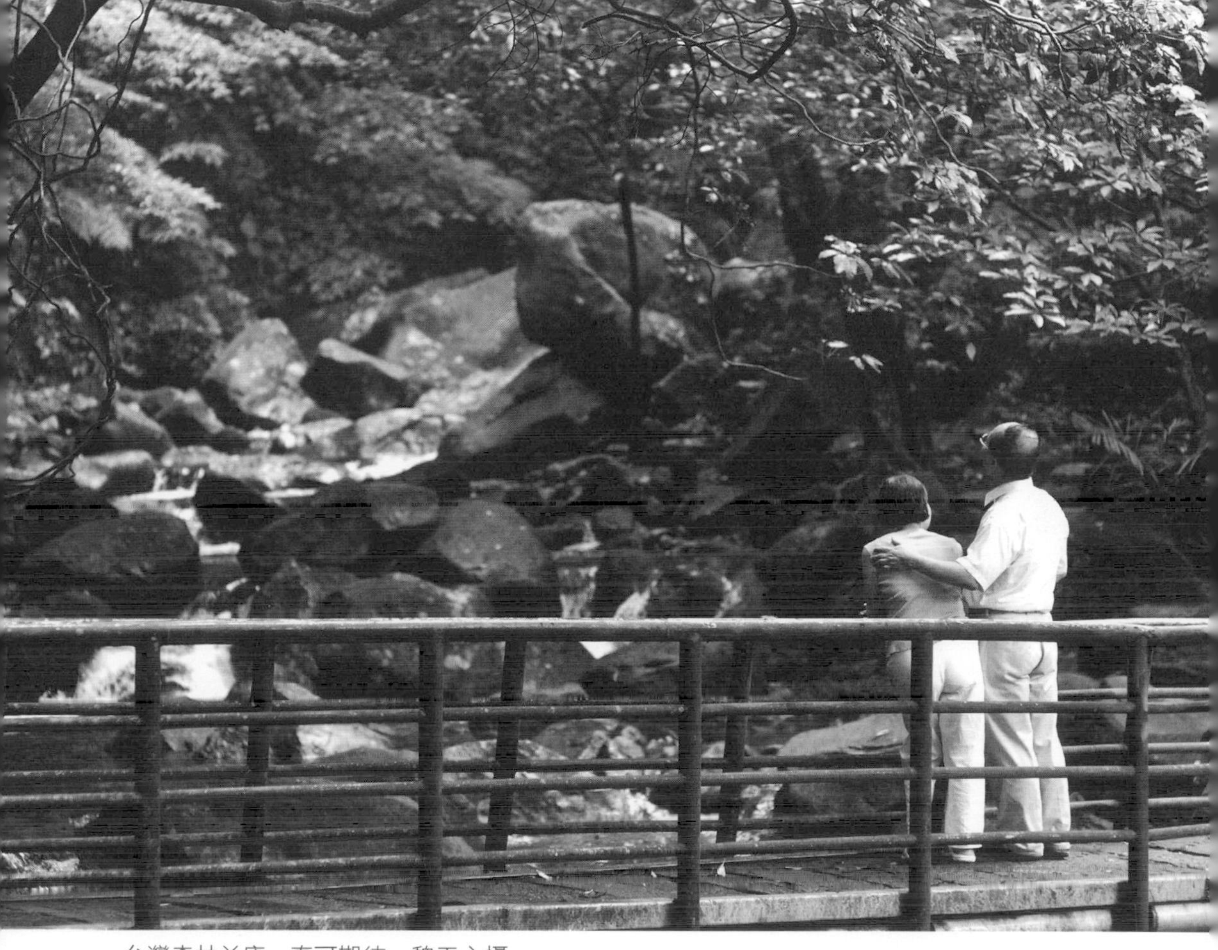

台灣森林益康　真可期待。魏天心攝

而想讓人明白和維護森林的美好！

森林益康的成長不是一時風潮可以成就，還需有政府和民間的合作，加上森林、醫療、教育、心理、社工、法律、交通和行政管理等跨領域學者專家的投入。根據這多年的經驗，我們也提出一些建議，請大家參考，一起來接力開啟台灣森林益康的新契機。

1.啟動先導性實務：初期可以社區居民或一般想保健、預防疾病的

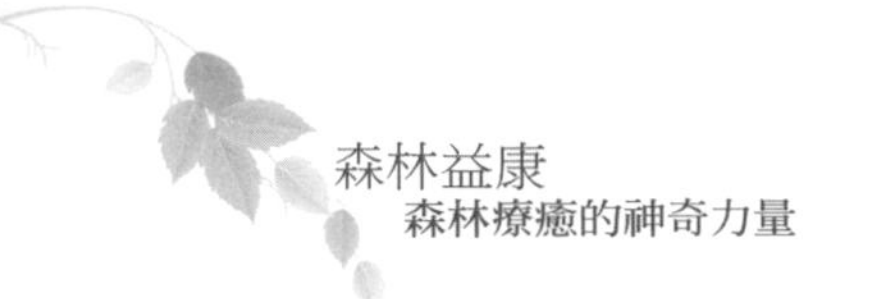


人士為對象，規劃半天到三天的紓壓森林益康活動，鼓勵人親身檢驗森林所帶來的身心舒展效果，再加以推廣。

2.系統研發：推動短、中、長期的嚴謹學術與實務研究，邀請不同身心狀況的人士在各種地形和氣候的森林中體驗活動，運用多元的測量工具和方法，測試益康效益。同時，多面向地擬訂相關法令，並研發軟硬體設施。

3.培訓人才：邀集跨領域的專家和學者，研發森林益康人才的培訓課程和選訓任用的辦法。

4.鼓勵建置益康森林：以「森林、社區和人」共榮的理念，幫助居民珍愛、活用和維護在地森林；驗証保健的效益，開創活化社區的「綠海生機」。

我們的研究顯示：鳩之澤自然步道和太平山原始森林步道深富作為益康森林步道的潛力。相信國內還有許多森林可以列入益康的綠色版圖。

5.謙虛學習：透過文獻研析和參訪，向森林益康發展有豐碩成果的德國及日本等國專家請益，發展出有台灣特色並具國際水準的森林益康，讓台灣人都樂意和安心地走入森林。

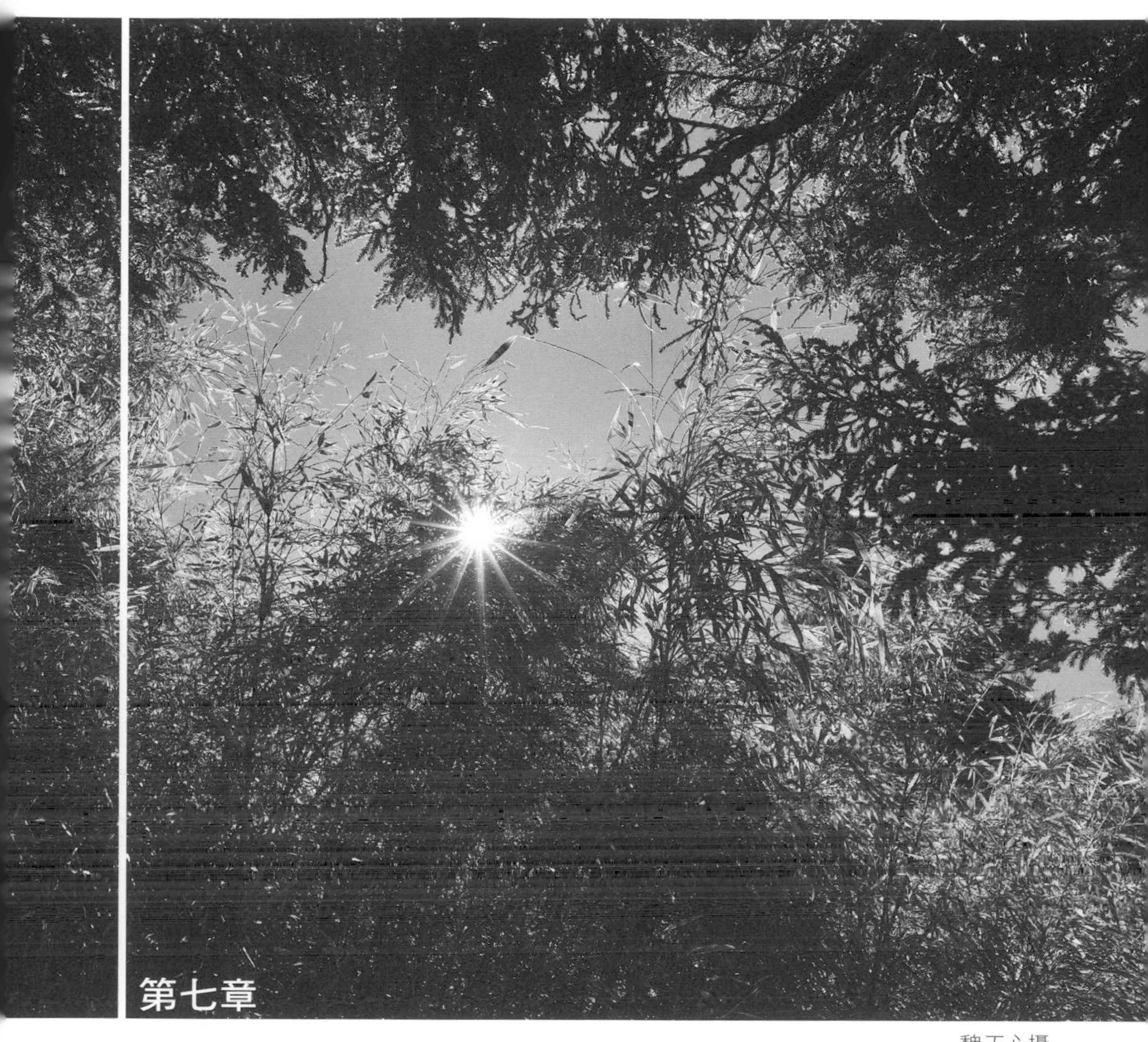

第七章

魏天心攝

# 和大樹一起唱歌——

## 馬偕博士和真愛森林

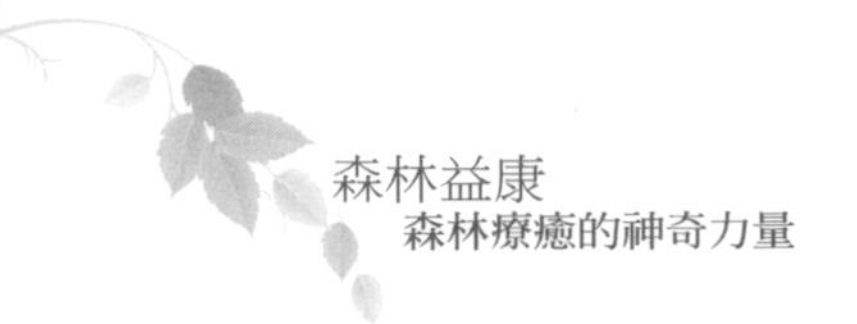



神在東方的伊甸立了一個園子

把所造的人安置在那裡

神使各樣的樹從地裡長出來

可以悅人的眼目 其上的果子好作食物

園子當中又有生命樹和分別善惡的樹

有河從伊甸流出來 滋潤那園子

〈創世紀〉2:8-10

2009年8月，馬偕醫學院設立在新北市北海岸三芝綠意盎然的山坡上，背枕大屯山，面向台灣海峽。創校開始，我們就以「生態馬偕」自許，想要建設成為一所綠色生態大學，營造親土地、親自然和親人的綠色校園。

我們一面接受林務局委託進行「森林益康」研究，探討人在大自然植物環境中的健康效益，一面低調整闢校園中1.5公頃的保安林為「真愛森林」，歡迎學校師生、鄰近居民和喜歡踏青的人前來探訪，聽風、看樹、悠閒漫步林間。

森林稱為「真愛」，就是希望來到此處的人，都可以找到對自然、對人和對自己的愛。而這份精神，其實是傳承自十九世紀來台灣傳道、熱愛大自然的加拿大喬治・萊斯利・馬偕（George Leslie Mackay）博士。

在將近三十年的台灣歲月中，馬偕進出森林，教學、靈修、冒險、休憩和研究，可以稱是台灣實踐「森林益康」的先驅。他的日記和文史資料生動勾勒出馬偕這位大地之子和植物之間的愛情故事。

# 馬偕與森林

## 大地之子—馬偕

馬偕於1844年春天出生在加拿大安大略省牛津郡佐拉村的一個森林小村落。1871年12月30日，27歲的馬偕來到台灣打狗（高雄），第二年春天進入淡水傳道、辦學校和推動公共衛生。他落地生根，和五股張聰明女士結婚，生兩個女兒媽連（Mary Ellen）、以利（Bella）和兒子叡廉（William）。到1901年6月2日逝世前，馬偕把他的生命全心奉獻給台灣，集牧師、教師、醫療者、福爾摩沙探險者、自然研究者和農藝推廣者於一身。

馬偕的台灣行止有如一首氣勢磅礡快節奏的天地人協奏曲。其中，植物一直扮演著無聲勝有聲的重要角色。

### 屬天的普世語言

在偕叡廉牧師的心目中，父親是「天賦的演說家，漢語的流暢，與當地人無異。」其實，年輕的

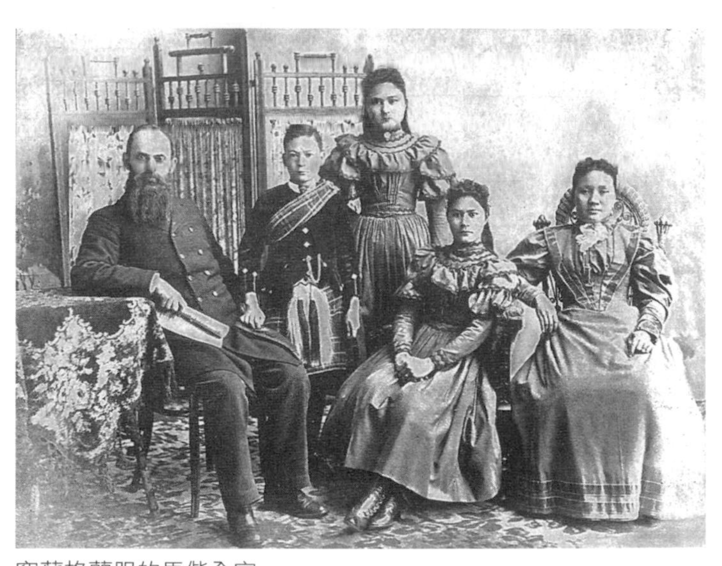

穿蘇格蘭服的馬偕全家

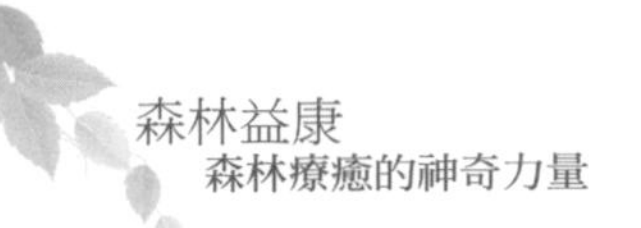


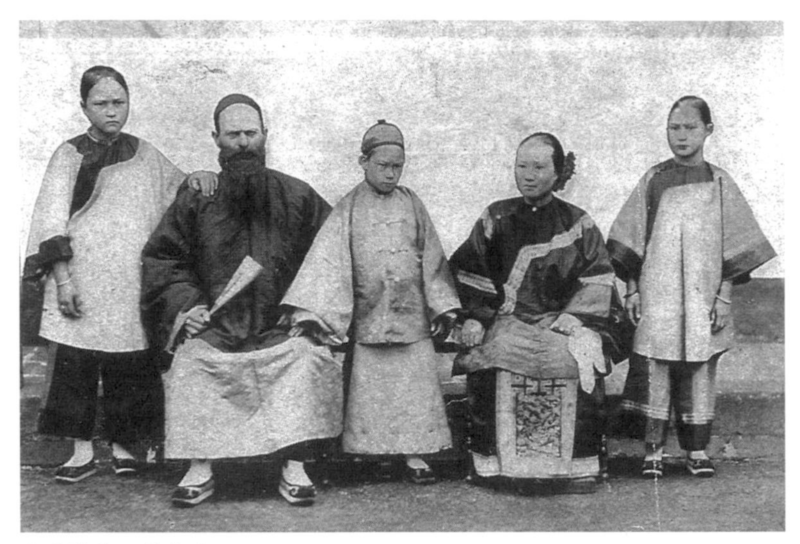

穿唐裝的馬偕全家

馬偕初到台灣的時候，舉目無親，還在奮力學台語。然而，有一種語言卻是他所熟悉的——植物。

對於一個宣教師，每一片葉子有語言，每一朵花都有聲音。（馬偕，1896，P. 29）

馬偕來自森林之地。他的父親喬治·馬偕（George Mackay）原是蘇格蘭高地蘇什蘭郡（Sutherlandshire）的佃農，因為被主人放逐，與妻子海倫（Helen）和鄉人渡過大西洋，定居加拿大安大略省的牛津郡若拉村（Zorra Village of Oxford County, Ontario）。

他們終日用斧斤在山林中工作，把荒涼的沼澤改成褐色和金色的良田。（馬偕，1896，P. 2）

1872年3月9日約下午3點，船入淡水港。下船進淡水的第三天，馬偕就開始記寫台灣植物：

以竹林圍著的農舍散佈四處。草地開著美麗紫色的小花。

（1872.3.11）

在他所愛的台灣大地上，馬偕的眼目靈敏地捕捉熟悉和新鮮的植物。這些花草樹木也釋放美麗和安慰的聲音鼓勵他。

馬偕眼中的台灣真是美麗。他禮讚植物和景色，欣賞台灣的小人物，不斷地驚嘆「可愛的竹叢」、「甜美的歌」、「迷人的茶園」和「完美的天氣」，不禁令人聯想到《聖經》〈創世紀〉第一章連連敘說：「神看是好的！」

馬偕喜歡稱台灣是「大自然的植物園」。他見證「肥沃的土地和潮濕的氣候協同生長出台灣繁盛的草木。除了少數的裸露岩石，所有的裂縫、峽谷和漂石都遍生著羊齒、野草和大小不同的攀藤植物。」（馬偕，1896，P. 18-19）馬偕的日記裡充滿植物繽紛的顏色和樹林間動物與植物交響動人的聲音。

## 大樹下的講堂

馬偕在森林間吟唱、停歇、沉思、教學生（還論及植物學、地理學和地質學）。在觀音山前的八里坌下，一連五天，馬偕在一棵大榕樹下和海邊講課傳道，並且親自作研究，也以《聖經》中的樹木作為主題傳講神的道。

馬偕常常在海邊的樹蔭下傳道。在他生動的筆下，歌聲、講道聲和潮水聲交響，好似歷歷在耳旁。而留著長鬍子的「黑鬚番」和當地的「平埔番」，宛如兄弟真情唱和。

我們站在一株大榕樹下，在一大群眾面前講道和唱聖詩。平埔番說我們所傳的是他們祖先所崇拜的上帝。在我們登上小船，有50-60人站在2-30呎深的水中聽講道，在我們小船離開時對我們唱歌。（1872.9.27）

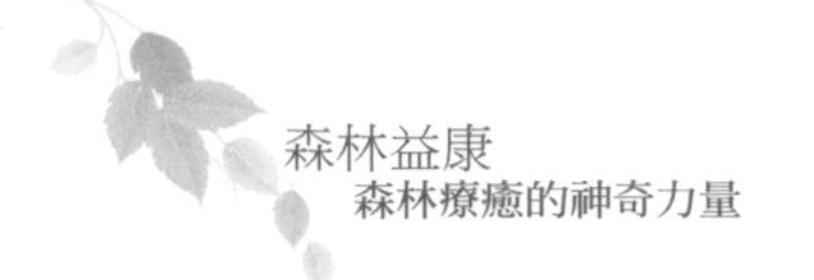


## 草木中的殺機

馬偕摸索踏行摯愛的台灣，有時候摸黑，有時候蹣跚失足跌倒，有時騎馬，有時坐轎，平日穿草鞋，也經常赤腳。馬偕從淡水出發，北到雞籠（基隆）；東至葛珠蘭（今宜蘭）和花蓮，南至苗栗、大社（豐原） 和埔里，甚至徒步遠行到打狗（高雄）。經過一處又一處的樹林和草叢，他流血、流汗、飽受被人丟擲石頭、潑糞、辱罵、恐嚇、咆哮和威脅，也隨時準備迎接埋伏的危險。

甘蔗和豆子無論怎麼看都是光彩耀眼……四週群眾擠壓我們，石頭開始投擲過來後，數千個聲音罵開來：「番仔狗」、「番仔鬼」及「要殺他」……我們安靜的行走，通過數個村落到達水返腳（今汐止）……唱聖詩、講道，然後快步離開，因為大雨已經開始傾盆而下，我們完全濕透了。……山上長滿高草，可愛的竹叢、冷叢、冷杉、松樹和茶樹……繼續在羽狀複葉的竹叢中，在黑暗裡上山下山……沒有地方可以過夜……找到小竹枝，綁成一把，點燃後繼續蜿蜒前行，兩邊都是淋濕的草叢。突然間，在轉角處大約有12個人帶著長矛衝出來……帶著惡魔般的臉孔怒視著我們的火炬，正準備向我們攻擊。我向他們招呼說：「我們沒有錢，我是一位先生（sian-si.n）」……。（1872.9.26）

在台灣的山林草木上，一次又一次沾滴著馬偕和學生的鮮血及汗水。

在黑暗茂密的森林當中，沒有道路沒有亮光。……用長刀將地上匍匐的植物砍斷，草上長滿尖銳如針般的刺，我們的衣服被刺破，雙手鮮血直流。（1873.4.4）

即使是多次在陌生環境中的探險逃命飽受驚恐，在死亡的陰影

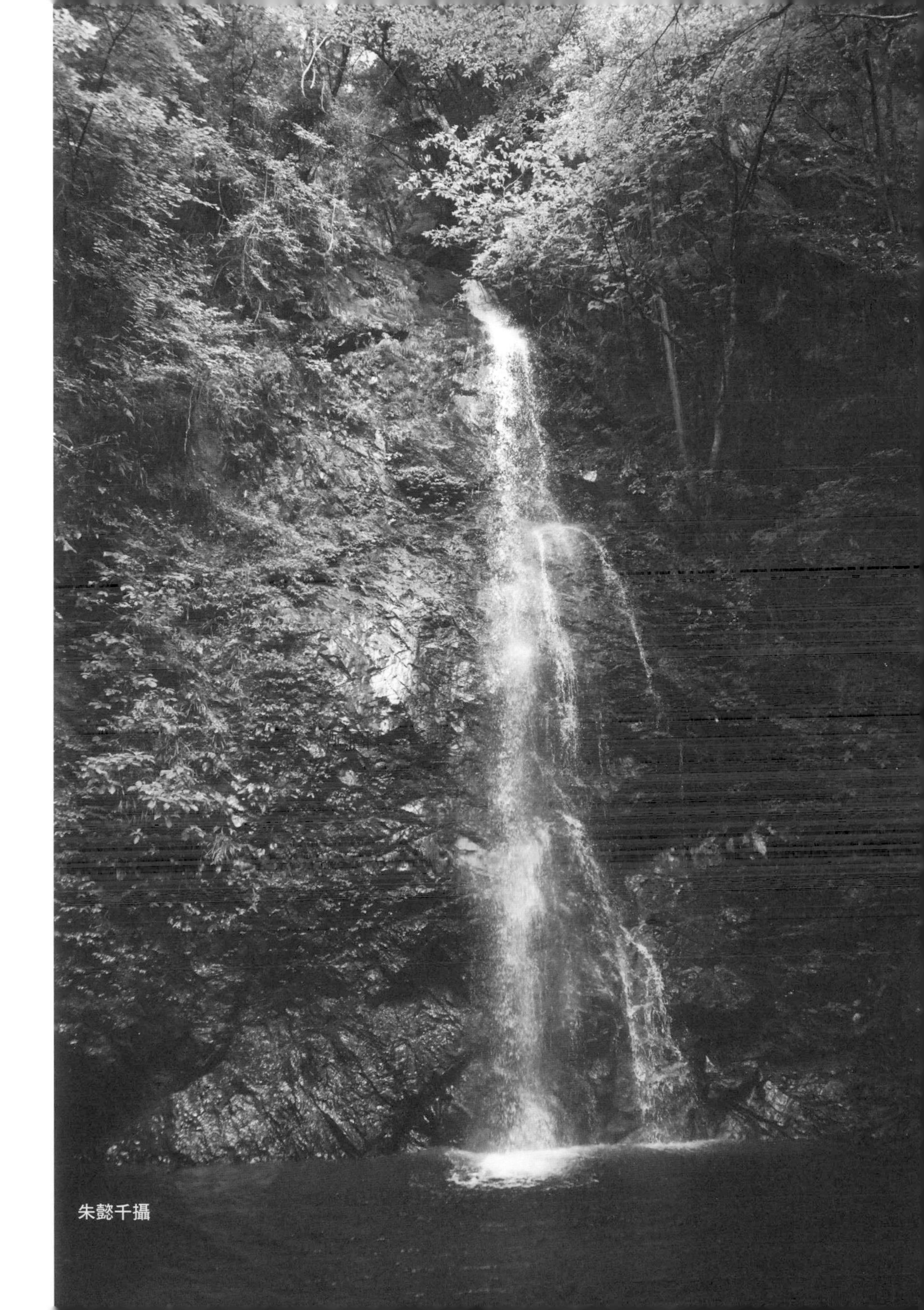

朱懿千攝

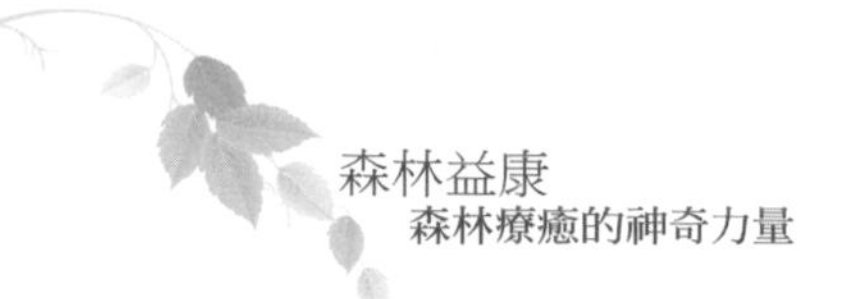



催逼著他們，奔趕逃命的黑夜中，馬偕的眼目仍然看到植物。

快速下山後，我們已經處於原住民的中間，何時碰面何時就可能有死亡的機會。通過叢林，黑暗的森林寄生的植物依附在樹的樹枝上，就像船的船索一般。沿溪或涉溪，行走時也見到香蕉、柑橘以及數不盡不知名的植物和水果。（1872.12.30）

奇妙的是，在多次經歷危難之時，馬偕接受大自然的滋潤，重新得力。穿越險峻的懸崖森林之後，馬偕的心全然敞開，很快就被樹林間的溪澗清泉所安慰。

## 陽光馬偕

不只是多次在陌生環境中的探險逃命飽受驚恐，馬偕也曾經為了拓展教會而焦慮，光是一夜好眠都是奢求。有時天氣也令他不舒服。過世前一年罹患癌病的痛苦更是催人。即使面對許多困頓，馬偕仍然絲毫不減他對台灣這片土地的熱愛。

堅強的人而能虛心溫柔最是難得。在美麗的台灣山林之間，馬偕聆聽他所愛的孩童，欣賞漢人和原住民，並且和他的神親近。原來警戒防範他的「生番」，也接納馬偕為同族。

……生番都把槍放下了。每個人輪流的走過來，把手先放在我的胸上，然後放在他自己的胸上，說「你是我們的同宗。」（馬偕，1896， P. 110）

## 愛耕種的馬偕

從1888年8月28日起，馬偕在日記中至少24次記寫自己耕作。他不分晨昏晴雨寒暑，動手播種、接枝、移植，也收成；有時是在講道後，常常是在黑冷的夜間。馬偕種植20餘種花、樹、菜蔬和穀物，包含高麗菜、甜蕪菁、胡蘿蔔和萵苣、玉米、苦林盤（苦藍盤）、印度玉米、雛菊、苦苓、枇杷、樟腦樹、敏豆、菜頭、日本樹、芥菜、林投、水蠟、番紅花、大蒜及曇花等。

馬偕傳道時把植物送給信徒和農民當禮物，也用來作建立教會的綠籬宣示。偕叡廉記得父親：

給農民各種蔬菜種籽——特別是甘藍（Cabbage，土稱高麗菜）和花椰菜（Cauliflower，土稱菜花）。他又移入水蠟樹（Privet，土稱苦林盤）及夾竹桃（Oleander，土稱桃接竹）。（馬偕，1901，序P. 3）

《馬偕在台灣》一書的作者陳宏文也提到：馬偕輸入的種籽包含蘿蔔、甘藍、蕃茄、敏豆、花椰菜、胡蘿蔔、甜菜及外國芹菜等。在馬偕之前，台灣可能已經有這些菜蔬，但是他鼓勵種植，也推廣栽種相思樹。

受馬偕派遣到各地牧會的傳教士，除了一手提著藥箱以外，另一手常抱住一大堆水蠟樹和夾竹桃的樹枝，到達教堂後就插種，用來代替圍牆作地界。此外，行囊中也裝有蔬菜的種籽，以便分發給信徒及農民種植，這些傳道人在馬偕「農藝」推廣的事工上，有不可磨滅的功勞。

現在遍地可見的酢醬草（shamrock，閩南語稱鹽酸草；客家話稱布穀酸），傳說是因偶然的機會由馬偕傳入台灣。馬偕從英國訂購醫藥來台灣，甕裝藥品都用乾草包裝，開箱後乾草被隨意丟棄，其中有鹽酸草的種子，迅速繁殖。粉紅小花開在三瓣心型綠葉中，偶見四瓣心葉，被稱為幸運草。每逢春天，優雅又有力地鋪蓋原野。

目前在真理大學校園中的一棵麵包樹，據說是1890年馬偕到東

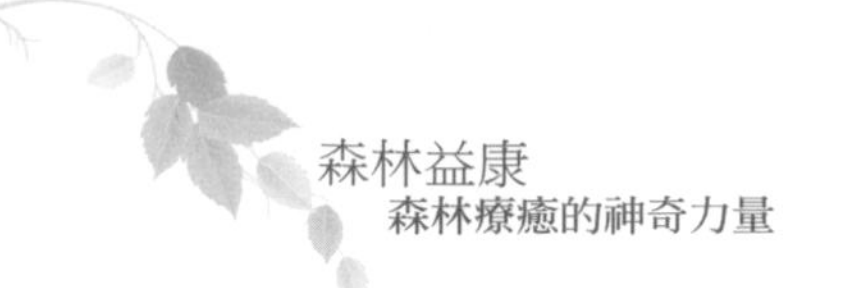


海岸奇萊（花蓮）傳教，帶回來親手栽種在自宅後院。1903年，馬偕的女婿柯維思再把由這棵樹種子所長成的二棵樹種在紅毛城牆東側，繼續繁衍。2010年3月21日馬偕醫學院第一屆校慶時，承蒙真理大學贈送其中一棵麵包樹，栽種於學人宿舍面海的角落，在三芝冷冽的東北風雨中仍然屹立成長。

## 拿著《聖經》的生物學者

馬偕在台灣將近30年的歲月裡，眼見年輕的福爾摩沙島在大自然偉大的力量中，歷經風雨洗禮，滄海桑田，物換星移，草木丕變。

我期待趕快通過森林去拜訪（原住）族群的頭目。

我們準備好出發往原始林去。……我們在巨大的樹木、不同灌木和草叢中推進。暴風雨將巨大的樹木含有尖銳稜角的落石夾雜著大圓木，從大約4,000呎高的陡坡直衝下來……在四周圍有10-20呎高的樟樹、巨大的橡樹、其他還有檜樹、樅樹、正在開花的桃樹、李樹、松樹、羊齒樹、約有40-50呎高。藤莖與它皮上的刺爬滿了約有1/8或1吋長。巨大的靛菁植物，綻開紫色的花朵、木梅與野生的大蕉。（1890.12.26）

面對這一切，馬偕讚嘆大自然的奇妙，並且確信萬物都在大能者的雙手中。

## 由顯微鏡和《聖經》看酸橙樹

馬偕認為「台灣的植物對於好學深思的人士是一個極有趣的研究題目。」（馬偕，1896，P. 29）馬偕用肉眼、顯微鏡和信仰的眼光看自然。進化論對他來說很容易接受。而他相信一切進化的主帥是神。對同一棵酸橙樹，他以美學、科學和靈性不同的角度去賞，去認！

整天寒冷，有暴風雨。花園裡酸橙樹的景象真可愛，美麗的綠葉，互生葉。白色的雄蕊像花瓣一樣，黃色花葉固定在瘦長的頂端。有著黃色黃藥的銀白色的花，周圍繞著淡綠色的葉片，形成一個迷人的景象。之後綠色的果實在這邊，金黃色的在同一棵樹的那一邊，看起來就像〈箴言〉25章11節所說的：「金蘋果在銀網子裡」的畫面……漢文名字叫「四季」，因為四季都有，……目：aurantiacear，種：Citrus Limetta。（1891.3.11）

……用顯微鏡檢查酸橙樹的花，真是了不起的景象。（1891.3.12）

馬偕以孩童般的赤子之心細細端詳描述一隻瘦小的鳥怎麼啄食5、6吋長的蜥蜴（1889.8.31）。他也興致勃勃地檢驗一棵樹巨大根部的一隻蟾蜍及蚊子的食物鏈（1892.9.2）。

在日記中，馬偕至少記寫了112種花草樹木的名稱。在《台灣六記》中，馬偕把北台灣的植物，分成「森林樹木」、「果樹」、「纖維植物」、「胡麻」、「禾本」、「球莖」、「蔬菜」、「其他植物（茶、菸草）」和「花卉」九大類，共156種，繪成北台灣的植物地圖，另外也繪有動物和礦物的地圖。

馬偕還創設博物館。他為樹木記寫台灣稱呼和植物學名，多處加上註解。在他溫潤的筆下，這些植物充滿了生命和趣味，有的是台灣經濟之寶，有的是藝術創作材料來源。例如，對於樟樹和榕樹，馬偕這樣描述：

樟樹（Camphor, Laurus camphora）在林木中最為高大。我曾經量一株樟樹，其周圍竟有25呎。我有一塊樟木板，是100年以前一

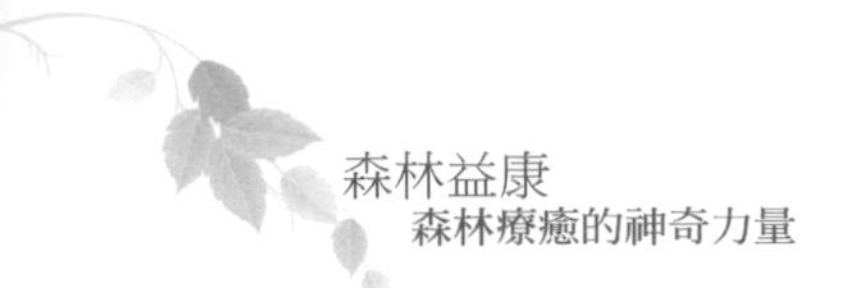


個酋長之家的遺物，是整塊的，有八尺多見方，上面有許多番人的雕刻。樟樹膠不像楓糖（sugar-maple）的樹葉那樣流出來，也不像松脂那樣分泌出來；而是用以下的方法取得的：把碎片集起來，放在一種有蓋子的蒸籠裏，以適當的程序蒸餾之，其昇華物像霜似地附著在蒸籠內。這種程序繼續進行，收集到相當的分量後，把樟腦放在桶子裏以供輸出。因為在歐洲各國的需要甚多，所以樟腦工業是台灣最重要的工業之一。

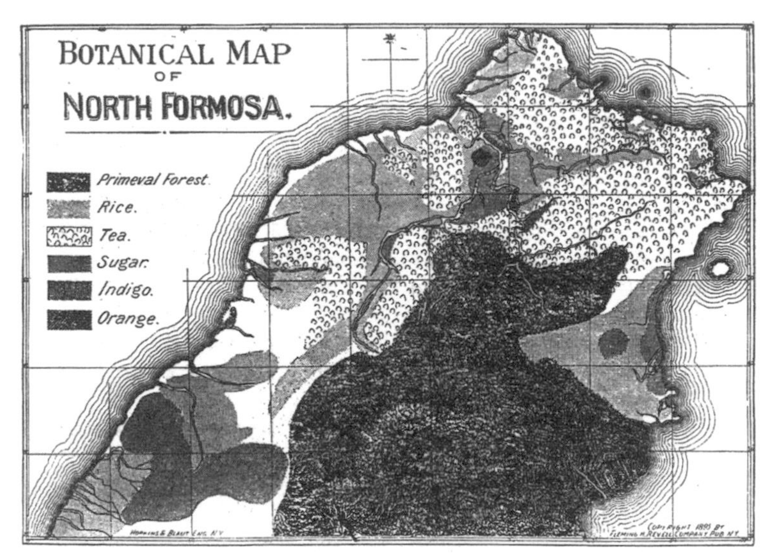

馬偕所繪台灣北部植物分佈圖

## 馬偕N基因

1893~1895年間，馬偕曾經舉家返回加拿大述職。在那兒，他心神牽繫所愛的台灣。在《台灣六記》一書中，馬偕寫下獻詞，渴慕要以台灣的竹影作為安息之地，被許多音樂家譜成「最後的倚家」，到如今仍然傳唱不已。

馬偕生前特別選定墓地，要葬在洋人公墓的牆外，希望有幾位因為他感化而信基督的台

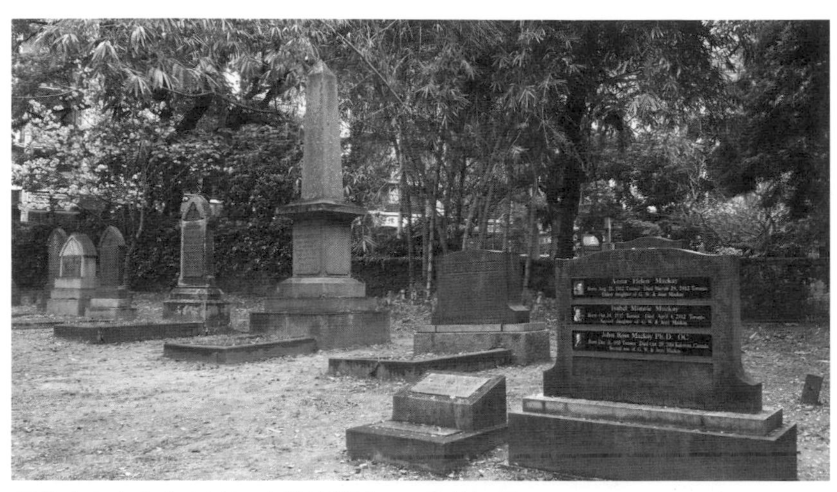

馬偕和家人安息在淡江中學的樹影下。陳芝妤攝

灣好友，和他作伴安息！馬偕和他所愛的妻兒、女婿及媳婦都安葬在現在淡江中學的校園中，樹影搖曳，求仁得仁。

### 最後的徛家　馬偕

| | |
|---|---|
| 我全心所疼惜的台灣 | 我的青春攏總獻互你 |
| 我全心所疼惜的台灣 | 我一生的歡喜攏佇遮 |
| 我佇雲霧中看見山嶺 | 對雲中的隙孔看大地 |
| 波瀾大海遙遠的對岸 | 我意愛佇遮眺望無息 |
| 我心未通割離的台灣 | 我一生的快樂攏佇遮 |
| 向望我人生的續尾站 | 佇大湧拍岸的響聲中 |
| 尋著我最後的徛家 | 向望我人生的續尾站 |
| 佇竹林搖動的蔭影裡 | 尋著我最後的徛家 |

曾經五度來訪馬偕醫學院的馬偕第四代孫萊斯利・馬偕・詹金

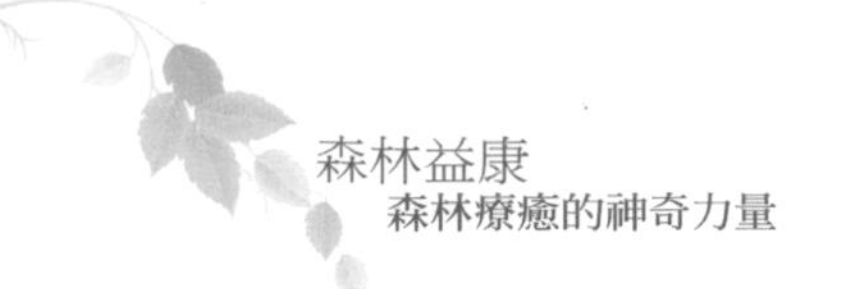


斯（Leslie Mackay Jenkins）女士提起說她的父親約翰・羅斯・馬偕（John Ross Mackay）是地質學者。羅斯於1915年出生在台灣，從小對大自然（nature）和動物充滿好奇和興趣，長年研究極地冰原的永久凍土現象（permafrost phenomena）和冰河（periglacial）環境，是加拿大英屬哥倫比亞大學的終身榮譽教授，領導加拿大和國際地質學發展。這應該是馬偕家族世代的身體裡一直傳流著熱愛大自然的血液基因（我且稱之為N基因），羅斯於2014年逝世於加拿大。

馬偕醫學院的師生總是豪氣自許：「馬偕偉業由我承繼」。我們所承繼的，也應有識讀大自然的科學眼光和敬天愛人的赤子心腸吧！

## 馬偕真愛森林的故事——益康森林步道的規劃

馬偕醫學院有十九公頃校園。真愛森林步道就位於操場旁邊，原本是一片雜草叢生，草比人高的凹地。第一年還沒有正式開學以前，我們來到這裡，就聽到細微的流水聲。有水的地方，就必然有生機、有故事。我心中希望有一天要來這兒撥開草叢，讓水落石出。

後來，因為參與羅東林管處的森林益康研究計畫，讓我們決定在這裡開闢一條益康步道。

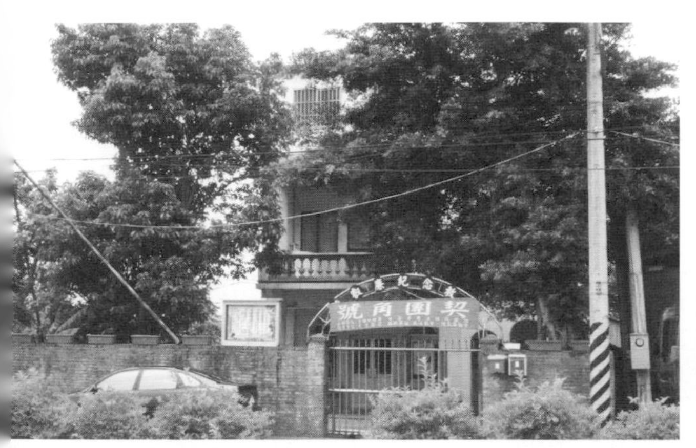

偕睿廉紀念教會，位於三芝。王歆慈攝

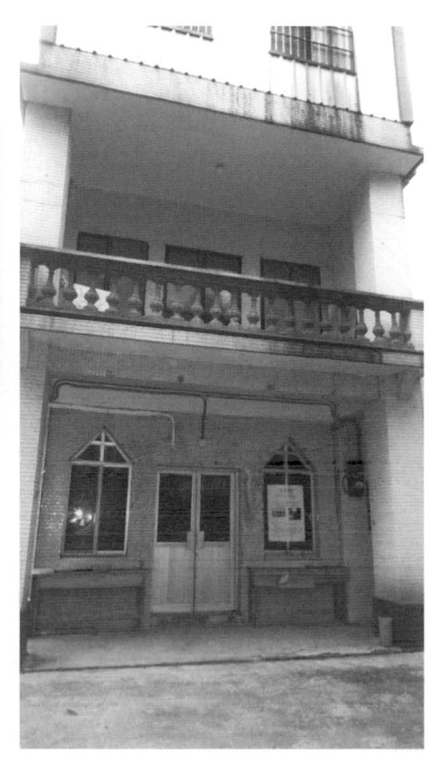

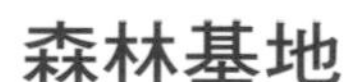

## 森林基地

馬偕醫學院屬淺山丘陵地形。三芝冬季吹東北風與北風，夏季吹西風與東南風。雨日和雨量多，別稱小基隆。

三芝的原住民是平埔族巴賽（Basay）。西班牙人曾經到台灣北海岸一帶，稱呼漢人的聚落為「八連」，是Parian的音譯，至今三芝的主要溪流就叫做八連溪。漢人比較大規模到三芝開墾，是清朝雍正年間進入此地的江姓家族，屬福建汀州永定的客家族群，三芝因而有悠久的客家文化。

1952年，馬偕的兒子偕叡廉牧師來到北海岸三芝傳道，一間小小的教會（小雞籠佈道所）就以紀念他命名，稱為偕叡廉紀念教會，獨立宣教數十年後，已經在2015年歸入台灣基督長老教會，有固定的聚會。

三芝人才倍出，有台灣第一位醫學博士杜聰明、音樂家江文也及政治人物李登輝和盧修一。近年大約有300位藝術家屯居在三個藝術村，其中多位作陶，添增了三芝地區的藝文風華。

真愛森林在八連溪南側約350公尺處，呈∩字形，雨季時有水流經草叢中。山坡有紅楠、相思樹、綠竹、柚子及蓮霧等樹種。鳥禽（如白鷺鷥、赤腹鷹和台灣藍鵲）、兩棲類（如澤蛙）及昆蟲類（如大鳳蝶）等也經常可見。三芝以春有櫻花，秋收筊白筍聞名。

## 我們的森林—參與式設計

我們以行動研究尊重在地的精神，邀請十三位三芝長者、藝術家、中小學生和行政主管為我們述說三芝和森林的故事、表達森林體驗的感受和對益康森林的期待。十位森林、景觀、園藝、環工和地理的學者專家，也來現場協助探勘，對益康森林的建置和效果評估的方法作建議。

我們以「生命樹」模式為依據，綜合國外理論、社區訪談結果及本土特色，與呂兆良先生研商，歸納成「啟承轉合」的理念，整體規劃馬偕真愛森林。

## 森林、人文與靈性的協奏—馬偕池、聰明橋及逍遙坪

2012年2月，馬偕真愛森林第一期的建置竣工。森林入口碑石刻著經文：

願天歡喜，願地快樂！願海和其中所充滿的澎湃！願田和其中所有的都歡樂！那時，林中的樹木都要在耶和華面前歡呼。（詩篇96：11~12）

為了引領人探訪這片森林，我們整闢了一條長約1.5公里的環形小路，命名為「馬偕真愛森林療癒步道」，全程都是平緩的土徑，沒有任何階梯，方便各種年齡階層的人行走。輕鬆散步一圈大約20分鐘到半小時。

順著入口處的導覽地圖緩步前行，土徑兩旁樹木扶疏，還有昔日農家遺留下來的幾片古厝磚牆和灶。路盡頭的邊坡上種著龍鬚菜、金針花和紅鳳菜，展現了自然的顏色，也歡迎來訪的人隨手摘回去食用。摘愈多，長愈快，一副田庄人的熱情好客。橋旁有幾株柚子樹，到了秋天結實累累。醫學院的學生摘來，在上面寫：「天佑（柚）吾師」，送給老師當教師節禮物。

柚子樹旁有被一方青翠的草地環抱，潺潺細流注入的馬偕池。池上有一座小小樸素的「聰明橋」，紀念馬偕的妻子張聰明女士和醫學博士杜聰明先生。

橋的那端有「逍遙坪」，師法馬偕愛與學生旅行學習，樹下常是他們的逍遙學院。步道的中途設有長椅可供歇息。行到出口處的觀景平台，可以俯看森林和凹谷，欄杆上有中文和羅馬拼音的小立牌，刻著馬偕所寫「最後的徛家」。

真愛森林雖小，卻散發出清新健康、滋養靈性的氣息。晴天時，森林和遠處的大屯山彷彿雙臂拱成愛心。樹林間已有馬偕人和在地鄰居的身影。傍晚，還見年輕人獨自在逍遙坪上打太極，與山水森林從容調和。

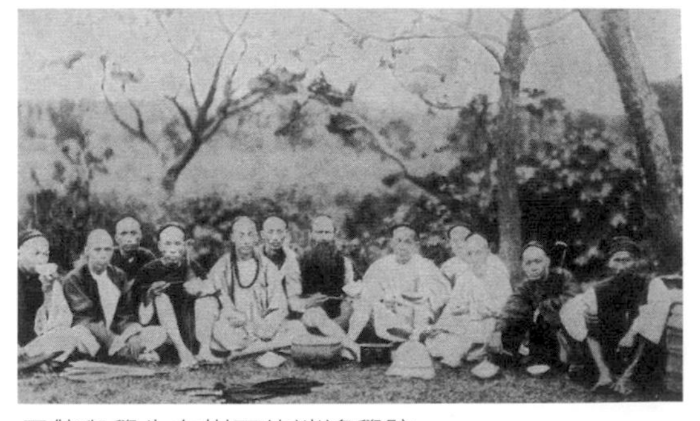
馬偕與學生在樹下的逍遙學院

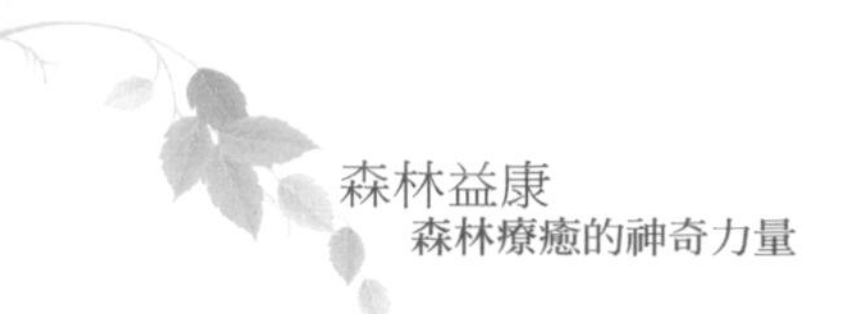

## 三芝的樹　林一真

三芝的樹葉都拍手
雨來交響 風吹長笛
演奏千萬年
大屯山和北海
地老天荒的戀曲

馬偕的孩子來這裡
堆砌一座壇向主獻祭
巴賽和客家的孩子生根落地
仰臉面對
西班牙人福佬人大江南北人
日耳曼人越南人
來來去去
八連溪潺潺流過田梯
白鷺鷥在筊白筍間遊戲
藝術人的心靠岸棲息

音樂的江文也
民主的李登輝 盧修一
醫學的杜聰明
想帶我們掙脫身心的苦疾
人間的藩籬

三芝的樹葉愛歌唱
雲來跳舞 霧來吹紗
風箏從石門飛揚
相思常青 紅楠長伴
櫻木的葉子最知趣
隱退不待北風吹起

三芝的樹 愛禱告
伸手向天 鷹鳥長笑
2009年醫學院奉主名成立
八角樓如燈塔照耀
湧泉流注馬偕池
人子走過聰明橋
逍遙坪上弦歌不息
我在這裡 我在這裡
差我 用我
傳揚人間的好消息

一過冬
紫雲燃燒
遊人如織
穿梭在林間三芝

不顧朽壞
寧願燒盡
馬偕願意
櫻花願意
陶願意
我也願意

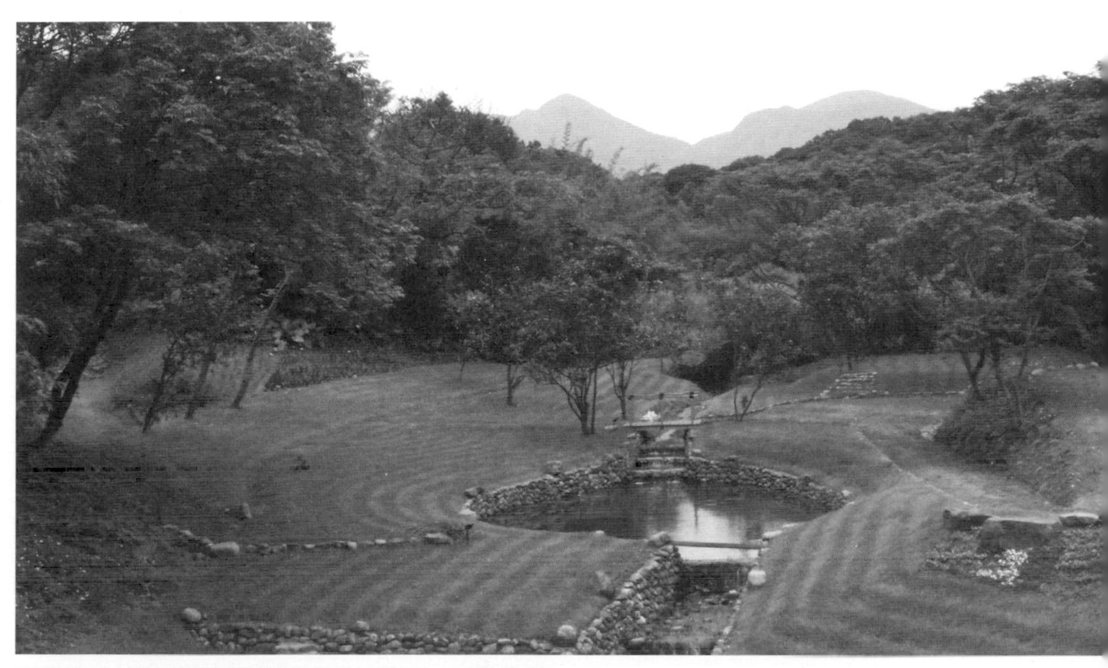

真愛森林低調彰顯馬偕精神和三芝特色。王歆慈攝

2012年3月21日，真愛森林的啟用感恩禮拜在風雨中展開，這是馬偕醫學院第三屆校慶，也是馬偕的168歲生日。三芝區長官、藝術家和馬偕教職員學生以詩歌和故事為步道揭幕，師生合唱馬偕所寫「最後的倚家」，以紀念這份根脈深遠的綠色傳承。我也獻讀了自己所寫小詩「三芝的樹」。

這只是真愛森林的第一步，接著還有「生命樹」的許多層次要涵蓋建置，使用者的反應尚待瞭解，精準的健康效益量測也要到位，未來這一片森林還蘊含著許多美好的可能性。

2014年，學校在真愛森林沿著步道土徑設置解說牌，以圖文訴說耶穌醫治、馬偕拔牙和贈藥，以及馬偕醫院奉獻醫療和照顧弱勢的故事。願醫治的力量一代一代傳下去。

2015年，我們用校務經費及美國紐約若歌教會（Rutgers Presbyterian Church）的捐款新增一片葉型的休憩平台，森林入口的地面石塊也刻上「三芝的樹」。森林的歌還在唱。

森林是台灣的母親。但願我們都能重回伊甸園，親林、愛林，再度吮吸森林的滋養，喚醒上天賦予我們身心靈最初的元氣，和大樹合唱一首首歡喜的歌！

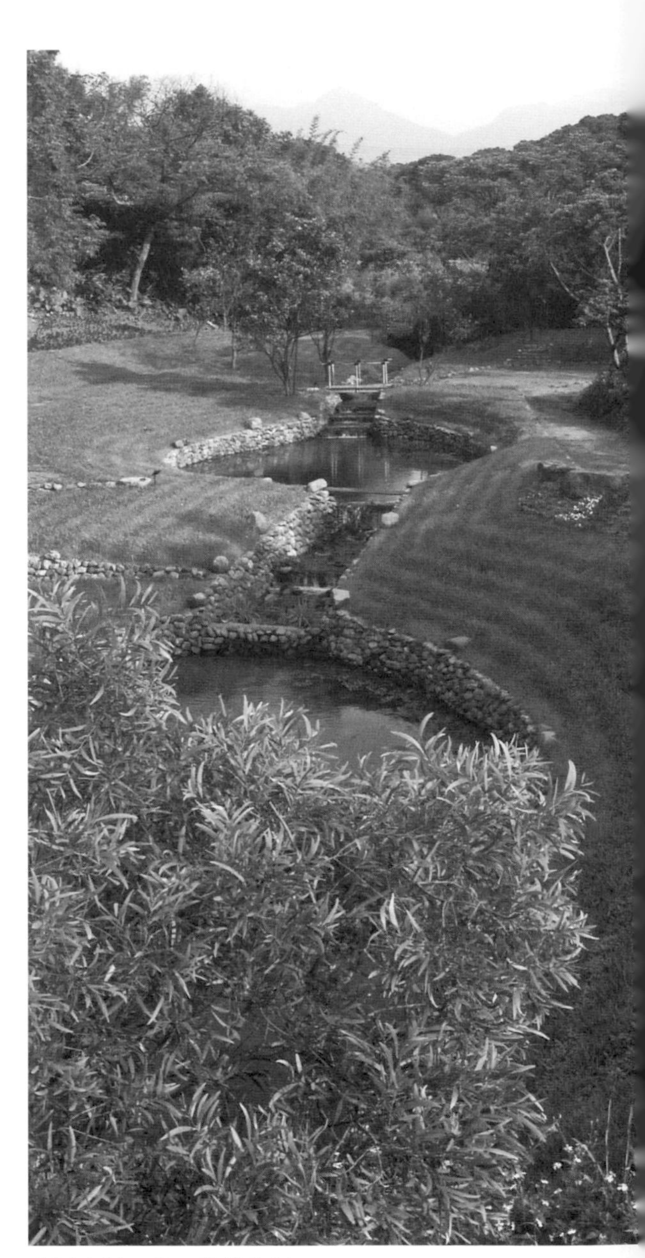
真愛森林一角。黃世豪攝

附錄一

# 森林益康答客問

**1.森林益康是什麼？**

森林益康是一種活用森林環境增進健康的方法。

**2.哪種森林比較適合進行益康活動？**

不必是特別的森林。無論是充滿靈氣的深山森林或地方的雜木林、宗教場所（如：神社）的樹林甚至是閒置的森林，只要管理良好，有安全易走的步道，讓人放心將身心交託給森林，能夠恢復生命力即可。樹種也不拘是針葉林、闊葉林或是混合林。如果有多樣的地形、適當大小的森林範圍就更理想。

**3.森林主要可以促進哪方面的健康？**

森林活動能提升人、森林和社區的健康。在提升人的健康部分，依據「生命樹」的理念，森林活動可以增進身體健康、安定感、與人互動的能力、提高自信並且尊敬人和環境、條理次序、激發美的感動、豐富知識和智慧、產生經濟價值，並且可以催化人實現理想，甚至進入與大自然共融、天人合一的境界。就提升森林和社區的健康方面，大家可以整頓並且活用在地的森林，增進鄰居的情誼，把人留在鄉里，使人和森林更親密，一起欣欣向榮永續發展。

**4.哪些人適合參與森林益康活動？**

只要是觀念正確和有動機的人，都可以參與森林益康活動。

在德國，民眾可以在醫師的診斷後依處方到不同的森林養生，並且有保險支付。在日本，參與森林活動而得到幫助的人包括社區

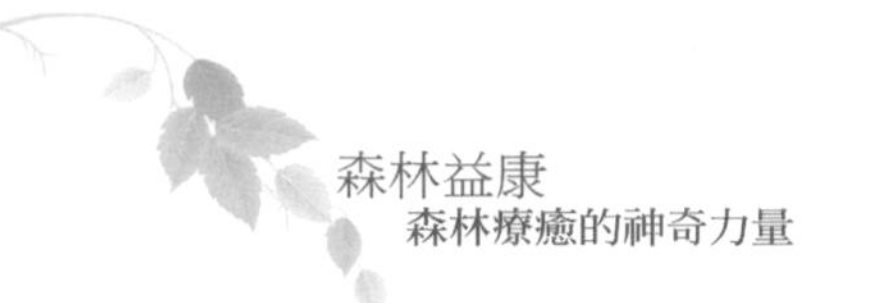


民眾、年長者、兒童、病後要復原的人、疲倦的上班族、高血壓患者、失智症患者、拒絕上學的學生、學校教職員和身心障礙者。但是有心臟病、急症、重症或懷孕的人經過醫師的評估許可，才可以更安心地參與森林活動，並且達到良好的益康效果。而失智、行動不便或身心障礙的參與者最好有人同行，以策安全。

當然，不是每個人都需要到森林才能保健。要尊重每個人的喜好。

**5.森林益康和森林浴有什麼異同？**

森林浴是指人身處森林綠境中，悠閒漫步，讓身心恢復元氣更健康。森林益康可以包含森林浴。專業的森林益康要配合參與者的需求和狀況，規劃路程、活動方式和效果評估量。

森林益康的目標和方式很多元，包括運動、遊戲、諮商、勞動、全人養生和教育等。

**6.在森林裡可以作什麼？**

在森林很適合散步、靜坐、默想、休憩、作運動或休養等低調簡單的活動。如果讓參與者動手整理，如撿樹枝葉及搬枯木等，讓森林恢復健康，則可以當作「勞動療法」。也可以在森林裡進行諮商，讓參與者專注的傾聽和訴說。對於身心有特殊需要的人，可以安排他種香菇、搬運木頭、除伐或間伐等活動作為療育。也可以配合溫泉、或提供芳香治療與健康餐食，並進一步搭配成豐富的自然養生活動。

**7.要如何進行森林益康？**

（1）先訂定所欲達到的益康目標，所需的時間和經費

（2）選一座安全和方便到達的森林

（3）穿著輕便服裝，評估自己當天的身體狀況，必要時請教醫師

是否適合進入森林

（4）依自己的目標進入森林

（5）為了安全可以結伴

（6）如果想要了解益康的效果，可以在進出森林前後量測血壓或心跳等生理指標，也可以評估情緒、身心症狀和對森林環境的感受

（7）最重要的是放鬆享受森林的美好吧！

**8.台灣現在有哪些森林適合作益康活動？**

台灣每座森林都有自己的美與特色，選擇適合自己體力、時間方便到達和保健目標的高安全性森林就可以。一般來說，益康的目的不在作高難度的體能訓練，所以森林步道的坡度最好平緩而有變化，寬窄適合兩人並行，只要是安全和管理良好的森林，都可以運用。

森林管理者可以針對促進健康的目的，加強軟硬體建置。舉例來說，馬偕醫學院的團隊就曾經對太平山原始森林步道和鳩之澤自然步道作研究，指出優點和改善建議，或許可以成為國內建置益康森林的參考。

**9.森林益康和園藝益康的異同為何？**

森林益康和園藝益康都是運用植物和相關的自然元素來增進健康，兩者最好都在專業人士指導下進行。

森林益康的場所是在大自然中，人們可以身處綠境、安靜或從事活動。園藝益康則是以栽種植物、進行與植物有關的活動或安靜觀賞來增進健康。

園藝益康和森林益康有重疊之處。在森林中也可以進行一些園藝活動，在大型、多樹木的花園中也可以進行森林益康的活動。

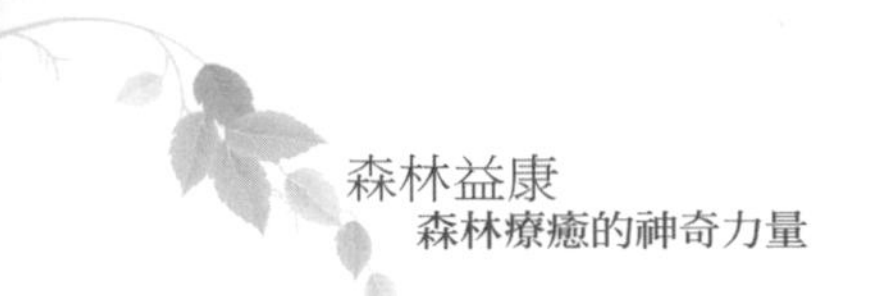


至於兩者的相異之處，則是森林分為天然林和人工林，包含各種海拔的植物，比較多高大的樹；範圍通常比較大，地形也比較多高低起伏，可以產生地形療法的效果。茂密的森林可以產生較多的芬多精，若有瀑布流水較易形成負離子。

**10.益康森林需要分成「保養森林」、「安養森林」和「治療森林」嗎？**

一座森林如果能容納不同保健需求的人是最好的。生態豐富、美、安全且管理良好、能提升人身心靈健康的森林，就是益康森林。

但是為有特殊疾病、障礙或需要的人建置設施（如水療），並且有人規劃及指導課程或方案，才可以稱為療癒森林。

附錄二

# 從森林的孩子到日本森林療法大師

## 和上原巖教授笑談森林益康

時間：2013年12月19日、2015年4月23日

地點：三芝馬偕醫學院和大坪林蘇杭餐廳

受訪者：上原巖教授

訪問者：馬偕醫學院林一真

記錄：林一真

2013年12月21日，上原巖教授來台灣參加《療癒之森》和《樂活之森》兩本著作中文版的新書發表活動。我受邀為這兩本書寫序，並且擔任新書發表會的主持人。19日下午，上原教授和張老師出版社的總編輯余壽成和副總編輯苗天蕙到三芝馬偕醫學院看我們。述說了馬偕博士愛植物和推廣農藝的故事之後，我們簡報馬偕醫學院團隊在太平山作三年研究的結果。上原教授和我們親踩校園中樸素的「真愛森林」步道。一路上，有許多關於森林療法的親切對話。

兩年後，2015年4月23日，上原巖教授應台灣園藝輔助治療協會的邀請再度來台，在新店二格山自然中心主持工作坊，晚上在大坪林和我們相聚。心靈工坊的總編輯王桂花、馬偕醫學院校長魏耀揮，還有我的研究夥伴王歆慈小姐也在。

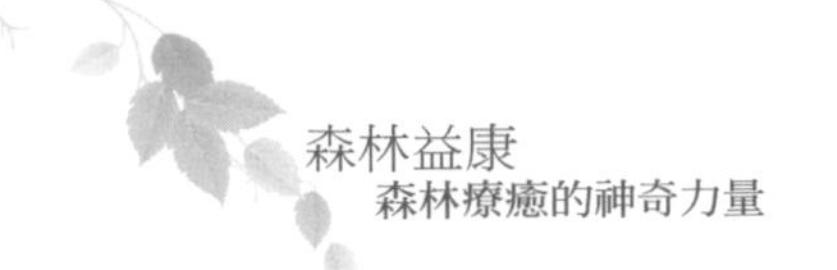



這份記錄的是整理橫跨了兩年關於「森林益康」的對話，內容雖然嚴謹認真，但談話間多有歡笑。大部份是用英文，有時要靠筆談。其實，溝通的主要橋樑是對森林療法的熱情。

## 走上森林療法這條路

**真：可以簡單說一下自己怎麼走到「森林療法」這個專業上嗎？**

**巖：**我是1964年出生在長野縣的長野市。我排行老二，姊姊大我五歲。祖父原來是住在長野縣的信濃町。

我家就在森林旁邊，我們和森林很親密。爸爸會教我們在森林活動，怎麼避免危險。冬天我們常常滑雪，我的滑雪桿子和滑雪鞋全都是爸爸用竹子刻出來的。我們每天都在森林裡進進出出，小孩子都在森林裡玩。要是遇到很大的困擾，會請俊男美女當作代表去求問森林；連東西丟了，也會跑去問森林哩！我們家鄉也有個習俗，就是父親會為出生的女兒種一棵樹。我姊姊出生後，父親也為她種了一棵樹，可惜後來樹死了。

我們家離東京不遠，東京有一半的土地是森林喔！

我先在東京農業大學讀森林系。大學畢業後，我曾在特殊學校擔任老師，也擔任過社會福利機構的照護員，帶學生作一些園藝治療的活動，但是效果不明顯。後來我帶他們去森林搬運木頭和清理森林，當作勞動和休閒，發現打架和暴力的事情少多了，而正向的行為則增加了。那時有三個學生不想上學，我就和學生到森林裡談話，在森林中活動一陣子後，他們願意上學了，我就開始發展森林諮商。1995年我進入日本信州大學唸研究所，同年我到德國拜倫的巴特沃里斯霍芬訪問一個月。1997年3月我完成碩士學位，4月到日本岐阜大學就讀森林科學博士。1999年我在日本林學會的學術年會上提出「森林療法」這個名詞，同年9月到美國北卡羅萊納州的自閉症障礙療育機構任職。2000年3月完成工作，6月我到德國從事博士後研究。兩個半月之後，因為父親臨終，我回到日本。2001年我創立了「日本森林療法研究會」。2002年另外有一個「森林治療協會」成立，我曾經參加，後來因為理念不一樣，就沒再參加。現在我把我創辦的「森林療法研究會」的活動稱為「大家的森林」，仍然在運作。我們也成立了「日本森林保健學會」。

**真：2013年在台灣出版中文版的《樂活之森》這本書，是否由「日本森林保健學會」的會員集體寫出的？**

**巖**：是的。

**真**：請問你對「療癒森林的認定」的看法如何？ 有什麼具體的認定標準嗎？有些媒體報導日本政府要核定100個森林療癒的場所，也有人說目前已經認定五十六個場所，或六十六個……最新的發展是如何？

**巖：就我的瞭解，日本政府並沒有正式參與這種場所和人員的認定。這是另一個民間組織所作的。**

**真**：那麼，有一個公認的標準嗎？

**巖**：通常要繳交認證費用，本來大約四百萬到五百萬日幣，後來調整降低了。

**真：有篇報導說這種場地環境要通過10項以上的化學測試？**

**巖**：是有一些條件，但是不難通過。

**真：在森林益康人才的培育上，日本的作法是怎麼樣的呢？**

**巖**：「日本森林保健學會」會為醫學和森林療法相關的人士開設研

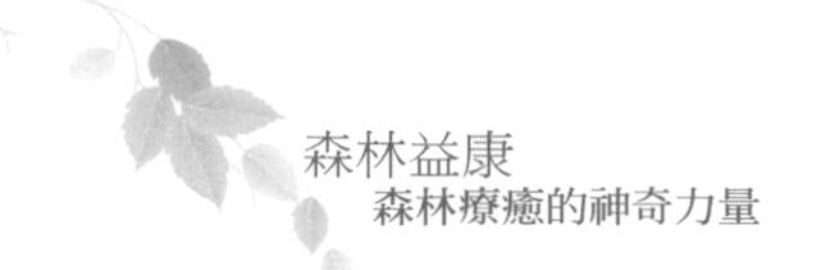


習課程，像今年6月27、28日就有一場。目前我們希望具有醫學、心理學、社會學、教育和森林的工作者能夠合作，並且互相學習。

**真：你們的學會核發「森林療法」人才的證書嗎？**

巖：有研習證明，但不是所謂的「人才認證」。日本有別的機構並沒有要求或提供研習的時數，只要繳費通過簡單考試，就可以認證。

## 在德國的學習

**真：可以說一下你在德國學習森林療法的經驗嗎？**

巖：我學到克納普療法，這是一種集合水療、植物療法、運動和地形療法的治療方法。

**真：在《療癒之森》這本書裡，你提到因為在德國和朋友進到森林散步，回日本發展了「森林諮商」，可以針對這一點多介紹一點嗎？**

巖：德國人很喜歡森林，很多人天天都到森林裡，晴天雨天都去，白天晚上都去。

**真：晚上去森林散步，需要帶手電筒嗎？**

巖：看情形，有些地方需要，有些不必，看森林的光線和地形而定。我的德國朋友喜歡在森林裡散步聊天。有一次，我朋友心裡有事，我邀他聊聊心裡話，他說「到森林去」。在森林裡，他才開口說出自己內心的話。

**真：可以請你介紹一下，德國適合益康的森林地區嗎？**

巖：巴特沃里斯霍芬，這是克納普療法的發源地。

## 日本適合益康的森林

**真：可以請你推薦日本適合進行益康活動的森林嗎？**

**巖：**輕井澤町，披頭四的約翰藍儂曾經去過。

**真：溫泉呢？**

**巖：**青森縣的葛溫泉和長野縣的野伊溫泉都很合適。

**真：目前你除了教學，還在推廣森林療法嗎？**

**巖：**對，我會到許多地方去推廣，有些在東京附近，有時到北海道、兵庫縣。

**真：有哪些地方推行的森林療法是你會推薦人去學習的？**

**巖：**姬路北病院。

**真：除了您之外，你覺得日本有哪些人進行的森林療法和你的理念相合？**

**巖：**龍澤紫織醫師在北海道帶精神病患進去森林活動，得到很好的效果。

**真：她是作認知治療的嗎？**

**巖：**對，但主要是在森林裡進行。

**真：有人稱你是「日本森林療法之父」。接下來，對日本的森林療法，你最想發展什麼？**

**巖：**在日本，大約六成的人住在森林旁邊。我希望日本每一家醫院裡的病人都有機會進到森林裡得到幫助。

## 台灣發展益康森林

**真：這是你第二次到台灣，你有什麼感覺？**

**巖：**昨天在尖石鄉，看到好多樹，也遇到很多原住民。感覺跟日本

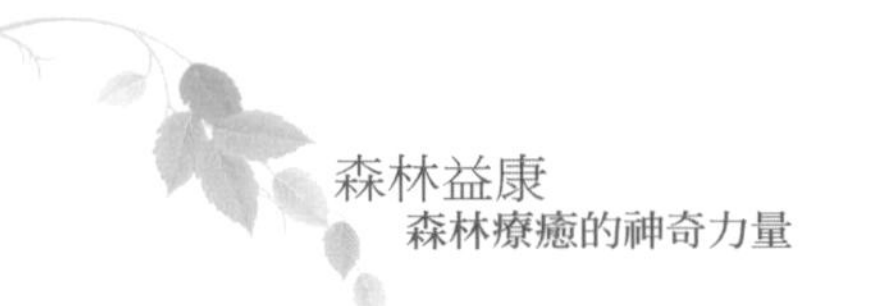



很像，我甚至會想：說不定我以前就是台灣人（笑）。

**真：對台灣發展森林益康，請問你有什麼看法？**

巖：日文的「森」（mori）這個字是指自然林、天然林；「林」（hayashi）這個字則是指人工林。日本森林中有40%是人工林。台灣應該大部分都是天然林吧？

**真：嗯……應該是，還要再確認。**

（註：經事後與林務局朱懿千科長討論，台灣很多森林是經過演化的自然林，不是人工種植，但也不是一開始就原生的「天然林」。）

巖：台灣的森林有很豐富的生物多樣性，風景又很好，有很大的可能性可以發展森林療法。

**真：如果台灣要發展森林療法，需要注意什麼？**

巖：可以重新發現農村的森林，運用樹木作出有台灣味道的香精、食物，並活用運動，帶人躺在森林地上，預防生活習慣病。

**真：你曾經用一個三角錐模型圖來說明森林療法的效益，現在還用嗎？**

巖：是，這個圖提醒我們，有了好的森林和方案是不夠的，更重要的是參與者的狀況，且需要和目標配合，才能夠設計一個有功效的個別化森林療法課程。

**真：有什麼樹種是特別推薦的嗎？**

巖：很多樹種都很好，在日本，闊葉樹和針葉樹的混合林都很適合。最主要是「適合當地的最好」。如果是參與者熟悉的樹種更好，可以勾起他的回憶。

附錄三

# 明治神宮森林益康觀察趣

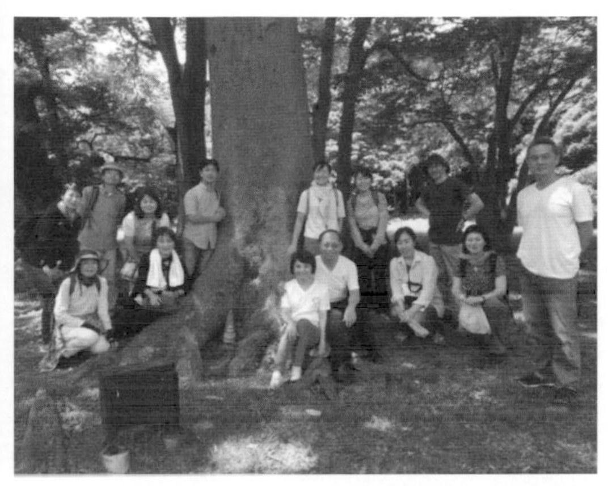
上原巖攝

時間：2015年6月28日 9點~13點

地點：日本東京市澀谷區 明治神宮

人員：日本森林保健學會會員及魏耀揮和林一真共十五人

目標：探索和體驗森林

## 「隱藏」試誠實

星期天早上九點，上原老師來澀谷東急REI旅館接我們。他穿著印有彩繪台灣山林地圖的T-shirt，腳步輕盈，兩步作一步上樓梯，帶我們走路去明治神宮集合。在安靜清幽的路上，上原指著樹說：「這棵樹是從美國來的少數外來種，在這兒長得很好。可以吸收灰塵，樹形和樹葉都好看。」才走兩步，又說起另一種樹的身世。經過奧林匹克村之後，再穿過一個花園，我們到達明治神宮門口。老師從小小的背

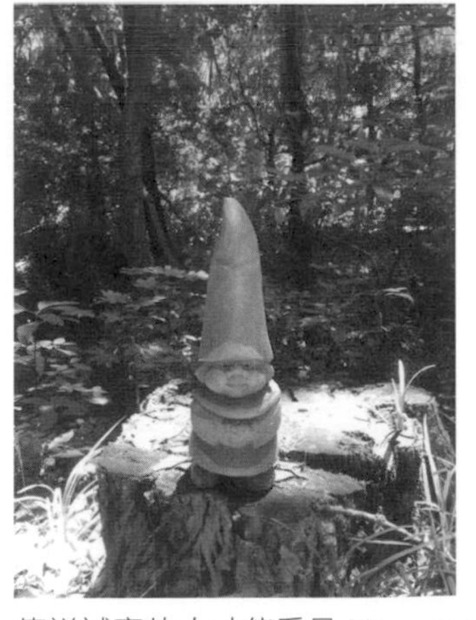
傳説誠實的人才能看見 Ninguru。
上原巖攝

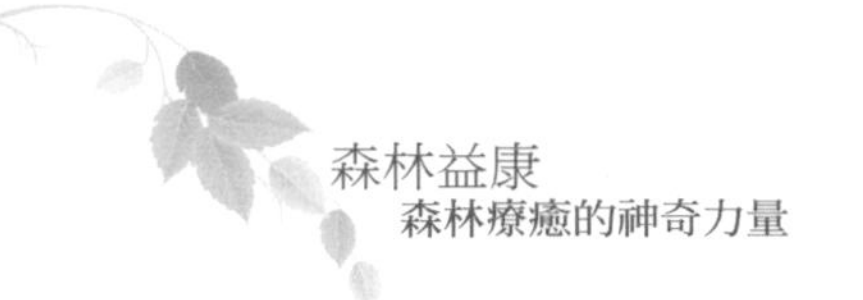



包拿出一個約50公分高的木雕，說這叫做Ninguru「槐」，是一個傳說中的精靈。Ninguru就是「隱藏」的意義。傳說只有誠實的人才能看見他，不誠實的人出現時，他就消失了。

在北海道只有特別的原住民愛奴人才可以雕刻Ninguru。在明治神宮門口等候伙伴的時候，上原主動上前問拍照的旅客：「要不要替你們一起拍？」這個上午至少幫了三、四組旅客。我們的伙伴到齊了，就讀東京農大森林研究所博士班的竹內啟惠小姐便拿出尤加利葉提煉的防蟲藥，大家互相噴灑。警衛室旁豎立了牌子，說明「森林有蚊蟲，最好穿長袖衣服，有需要可以到入口警衛室借防蚊液」。我跑去一試，果然借到！

## 台灣神木鳥居

明治神宮入口聳立的「鳥居」以渾圓高大的柱子建成，是第二次世界大戰後由台灣運來的。聽到從「台灣運來」，我心中一緊，五味雜陳。

明治神宮有許多巨大的樹、看似天然，其實多是人工種植。老師先拿出許多張明治神宮的歷史照片。1912年明治神宮開始造林，那時的樹木瘦道路清，照片裡沼澤地中瘦瘦細細的孤樹一棵，應是原來就有。總督長官本來要廣植針葉樹以顯示高雅之氣，但是天氣不適合。倒是鳥類帶來許多樹的種子，有人由這種鳥類消化排便的時間，乘以牠一般的飛行時速，去估算牠是由距離多遠的居家院子或樹林飛來的。樟樹原是南方的樹，能在這裡長得好，大概也是地球暖化的緣故。明治神宮原種了一萬兩千株樹，現在已增為一萬七千株，種類倒是減少了，這是經過大自然的淘汰。上原指著入口道路兩旁的樹，如數家珍。有些高而瘦的樹是因為當初種得太密要出頭不容易，只有拚命崢嶸頭角，爭取陽光，因此樹幹直立，頂上樹葉集中。同樣的樹種在神宮另一處就長得枝葉扶疏，樹冠大而豐美。因為樹多可以調節氣溫，原宿車站與明治神宮兩地的氣溫，竟差了攝氏七度之多。樹葉可以吸音，我們離熱鬧的原宿這麼近，卻感覺很寧靜。

上原老師帶我們一轉身就繞進幽靜的森林小徑，兩旁看到許多樟樹，也有椎樹和桑樹。地上有許多落葉，我們被提醒不能撿。落葉可以肥沃土壤，最主要的原因卻是神宮被視為神聖之地，連葉子也不可隨意被帶入凡俗。大夥兒認真地聆聽上原老師講解導覽。耀揮想拍下珍貴的紀念照片，站到路邊取鏡頭。松橋和彥醫師柔聲說：「魏老師，不要站這裡。」原來沿路的指示牌寫著，非工作者不能踩到路旁的草堆或樹林區。

松橋醫師是日本長野縣北相木村的診療所所長。他和上原巖合創了「日本森林保健學會」。受的是西醫訓練，也到過中國西藏、新疆和北京，在山西太原學四年中醫，會講相當流利的華語。在明治神宮一天的學術研討會之後，他就主動為我們翻譯。松橋告訴我們，他特意選擇來到沒有鐵路也沒有大馬路的北相木村。這個村莊只有800個村民，過去生產樹木，許多老一代的長者從小到大在森林中生活和工作，他運用懷舊療法把長者帶回森林，效果良好。

「看，這棵樹開始長蘑子了，主幹應該已經漸漸死亡！」「這棵樹的板根直立而厚實，下面應該有岩盤，它的根只能向泥土外生長，爭取生存。」

「這種草有毒，我到台灣的時候，有個老人家告訴我：『我殺了許多日本人，就用這種植物……』。」

接著，上原發了兩張講義，一份是在森林中可以打開五官和記

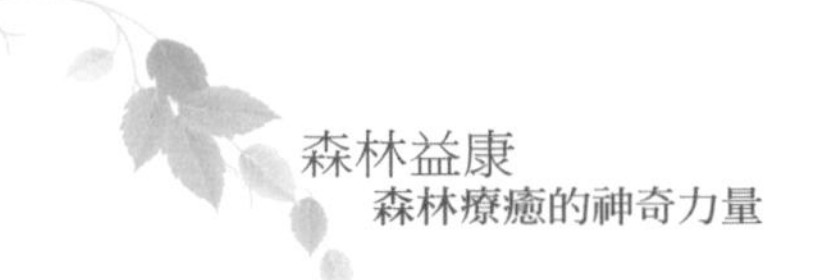


憶去感受大自然的提示，包含了「美感、記憶、療癒、健康的、好摸的、驚奇、意外、氣味、食物、自然的聲音」等向度。另一份是當年上原在德國巴特沃里斯霍芬留學時，體驗克納普自然療法的介紹單張。上面有克納普中心的教授和醫生及一位負責的醫官寫給民眾的信，附上七條步道的長度、坡度和每分鐘走路消耗的熱量等資訊提供給參與者參考。

## 巧遇婚禮

到了神宮的正殿入口，許多人在掬水。松橋輕聲地說：「你們願意的話，可以這樣作，也可以只看我們怎麼作。」我們跟著松橋，先用右手掬水洗左手，再用左手掬水洗右手，又用右手掬水在手心，低頭漱口，再換手掬水把勺子直立流洗整個勺柄。時近正午，清涼的水安靜了我的心。

「有人結婚喔！」此時正好有一對新人在進行日本古式婚禮。新人和親屬穿著正黑正白的衣服，襯著禮儀人員的白衣橘色配件，乾淨鮮豔。婚禮的行列安靜肅穆。

一位同行伙伴問上原：「可以進去神宮參拜嗎？」上原只是笑笑。事後松橋告訴我，老師不會拜，因為他信仰基督教。來到兩棵大樹下，只見樹上綁著繩索，又垂掛著纖維、流蘇和鋸齒狀的紙片，線條優美。上原慢慢地告訴我們，這繩索象徵雲彩，流蘇是水，兩鋸齒的紙片象徵希望有雷帶來雨水。果然「風調雨順」是人類的共同渴望啊！

接著，我們來到一片充滿靈氣的大草原，邊上有美麗的樹林。上原說：「這是以往貴族官人騎馬射箭的地方。」朝樹叢望去，遙遠處有實驗稻田。一群社會人士和跨校學生組成的義工和明治神宮管理處合作種米，打算收成供奉天皇。有人向我們揮手，跑來上原面前，邀我們去稻田參觀。原來，其中一位是昨天在「日本森林保健學會學術研討會」上作專題報告的千葉大學學生佐藤駿。他學管理，熱愛大自然，又對社區有使命感。我們站在水田旁邊聽簡報，看著他們收集天然雨水，上舖黑網用來灌溉，所施的肥料也是天然有機。簡單的竹枝圍起邊界，上面掛著彩帶防烏鴉啄食。

再走不遠，又來到一片有大樹和草原的地方。上原老師說：「人類的歷史中，人最喜歡住的地方應該是森林邊緣，這是由陰暗轉向光明的地帶。」

## 明治神宮

遙望一座高入天際無人控管的廣播建築，我們在一大棵椎樹前圍成一個弧。上原問大夥兒：「覺得怎麼樣？森林療法要關心每個人的需要，維持適當的注意力和體力。」上原一面打開背包，拿出一個袋子的餅乾讓大家傳著吃。餅乾是昨天研討會所剩，每片餅乾都包有塑膠袋，所以老師把相同的購物袋再傳一次，收集餅乾的塑膠袋，裝好帶走。上原沒有雇用任何幹事來幫忙辦理學會活動，連事前的公佈消息和事後將照片上傳臉書，都不假手他人，輕鬆自然而且週到。

上原問大家還有沒有問題，大家微笑以對。上原把「槐」精靈放到背包裡，宣佈森林保健學會今年的年會活動結束，我們真誠地向上原致謝和道別，言語不足以表達我們的感動。上原為我們做太多，我們希望他休息。他往樹叢裡的步道一鑽，瀟灑離去了。留在原地的夥伴沒有立刻解散，久久才依依不捨地道別。松橋醫師特別邀啟惠陪我們走過炎熱的東京街頭（事後才知這是今夏紫外線最強

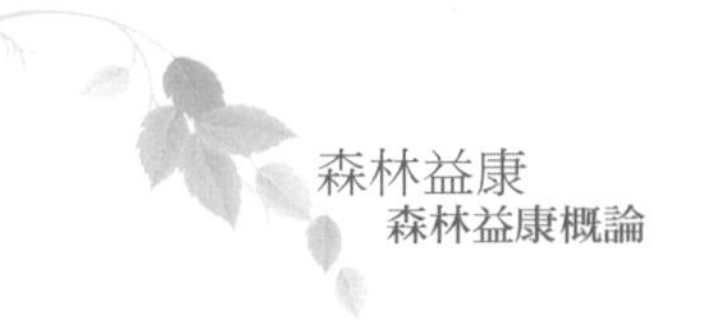


的時刻）。我們在一家小小的披薩店，點了簡單的餐，認真地談著日本森林療法的發展。

在行程中，松橋和我寫了好幾頁的筆記，松橋和啟惠用手機查網路資訊，由松橋負責講中文幫忙翻譯，有時我們也用英文交談。他們努力地要幫助我們明白：日本森林保健學會的創立宗旨是要真實地幫助人和森林都同步健康，並不是要以核定合格的森林基地和森林治療師來賺取費用。這兩天的年會活動，我們親身體驗了森林療法的真諦，是降低身心和生活上的障礙，找回受疾病與障礙損傷的生存價值，積極重建原本的生活。

## 來函解惑

一覺天亮準備上飛機前，我們已經收到上原老師的信，裡面對我在研討會前所提的問題有所回應，翻譯如下：

親愛的林博士，

多謝來日本參訪。

你住得都好嗎？

可曾去了想去的（築地）漁市場？

我簡單回答你所關心的問題如下，也送你們一些照片。

### I. 森林療法的認證

#### 1.森林療法的人和場地

(1)真：有必要設定標準並且核發證書嗎？

巖：我想沒有必要核發證書。每個具有公家核定資格的醫師、護理師、職能治療師、物理治療師和教師等都可以為自己服務的人規劃及安排森林療法的活動。

(2)真：再確認一次，日本政府是否曾經核發95（或任何）座療癒森林的證書？

（由我們在台北談話印象，應該是沒有。）

巖：日本政府（林野廳）從來沒有核發任何療癒森林的證書。有組織讓人以為林野廳政府核發森林治療基地，但這不是事實，請不要相信廣告。

(3)真：如果時間允許，你願意協助台灣設立森林療法的原則或標準嗎？

巖：是的。一定！台灣應該可以訂定自己的森林療法原則和標準，請不要仿效別人的企業模式。他們的「科學驗證」方法也不一定正確。

**2.研究方法**

真：你運用腦波 $\alpha$ 或唾液消化酶作實驗時很穩定地得到正向的結果嗎？

巖：這也是另一個重點。我有時得到正向的結果，有時相反。所以，我想這些檢測方法並不是那麼穩定和方便。

## 森林益康學習單範例

這份活動學習單是上原老師在明治神宮森林益康活動途中所發，說明活動目標和主持人，並提供探索觀察的紀錄表格。

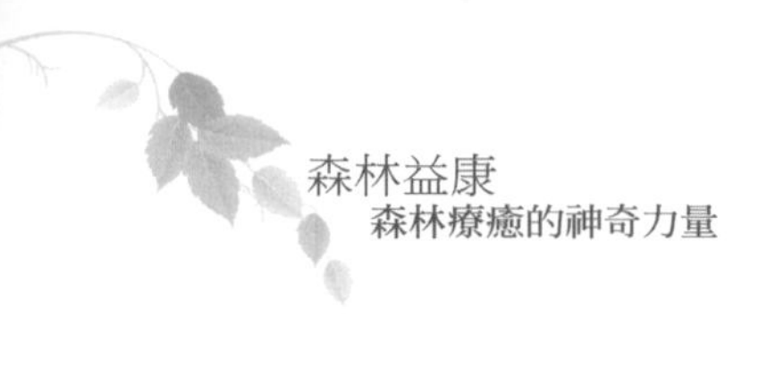



## 明治神宮森林益康學習單

目的：發現

主持：上原巖、松橋和彥

日期：2015年6月28日

發現、紀錄

| 美感Beauty | 驚奇Wonders |
| --- | --- |
| 記憶Memories | 驚訝Surprise |
| 療癒Healing | 氣味Fragrance |
| 健康的Healthy | 食物Food |
| 好摸的Good touch | 自然的聲音Natural sound |

附錄四

# 近代森林益康大事紀

1865 厄魯德爾提倡森林地形療法。

1880德國科學家綜合森林和水療，提倡自然健康調養法。巴登・巴登有山間林泉，其中有系統化的步道網、解說牌和手腳浴槽，並且有專家指導。

1886德國克納普（Sebastian Kneipp）神父出版《我的水療》一書。

1928俄國東金（Boris Petrovich Tokin）博士發現植物分泌有助於防止腐爛、可以抵禦昆蟲和動物侵襲的物質，稱為芬多精。

1950丹麥的艾拉（Elle Flautan）女士帶孩子到森林，也讓附近的鄰居參與，被視為森林幼稚園的始創者，自主營運歐洲第一個森林幼稚園。

1976日本神山惠三博士在第41屆日本溫泉氣候物理醫學會發表〈鹿教湯溫泉地一帶植被所散發芬多精之研究〉，此為日本社會第一次得知芬多精的存在。

1980東金和神山惠三合著《植物不可思議—芬多精》，指出芬多精對人體有益。

1982 日本林野廳長秋山智英提出「森林浴」的名詞。

1983 林文鎮博士將「森林浴」一詞翻譯引入台灣。

1984德國已有50餘處自然健康調養所，能容12萬餘人，每人可以停留約3週，費用由保險公司給付。

1984~1985日本北海道大學阿岸祐幸教授到德國考察地形療法和自然療養地。

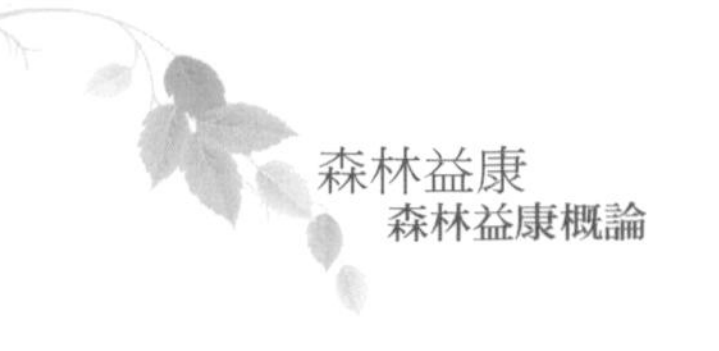



1986運動生理學者岩崎輝雄著《森林的健康學》。

1989台灣呂錦明翻譯《森林的健康學》。

1980年代末~1990年代初期，佩塔・耶歌（Petra Jäger）和凱詩汀・耶本森（Kerstin Jebsen）到丹麥森林幼稚園實習，積極爭取回德國成立森林幼稚園。

1993德國北部的福蘭詩堡（Flensburg）和呂北克（Lübeck）成立被邦政府認可的森林幼稚園。德國政府正式核發入學保育的補助津貼給森林幼稚園。

1995上原巖因閱讀神山惠三著作，赴德國巴特沃里斯霍芬體驗克納普療法。

1997德國埃森邦（Essen）政府出版《森林裡的幼稚園》（Kindergarten im Wald），喚起社會對森林幼稚園的重視。

日本「親愛之里松川」在長野縣松川町成立，療育身心障礙學員。上原巖擔任工作人員，發展森林療法。

1999上原巖在第110次日本林學會發表「關於建構森林療法」，日本政府首次採用「森林療法」一詞。

2000~2001林文鎮博士著《森林保健論（上）（下）》。

2001日本政府修正「森林林業基本法」，明確記載「大眾保健」為森林多元的效能之一。

2002上原巖在日本長野縣輕井澤成立「日本森林療法研究會」，提倡活用鄰近森林促進人和森林的益康。

台灣陽明大學開設園藝治療課程。

2002-2003日本林野廳進行「高齡化社會森林空間的利用」調查。

2003 上原巖發表《森林療法序說》。

2004 「日本森林治療研究會」（森林セラピー研究会）成立。

2005「日本森林治療研究會」向日本政府申請通過三個專利：「森林治療」、「森林治療之路」和「森林治療師」。

日本林野廳以一億五千萬日圓委託宮崎良文博士與李卿博士研究「森林對人體免疫機能的影響」。

德國成立「自然、森林幼稚園公會」。

台灣陽明大學陳俊忠教授在大雪山進行森林活動的益康研究。

林一真教授提出「生命樹—人與植物互動的健康因子」模式。

2006日本森林治療研究會進行「森林治療基地」和「森林治療之路」的認證。

2007日本亞洲雜誌報導「森林治療研究會」認證「森林療法基地」相關事宜。

上原巖發表《森林療法的指引》一書。

2008林野廳和森林治療研究會終止合作關係，「日本森林治療研究會」解散，「NPO國際法人森林研究協會」（Forest Therapy Society）成立。

2009「日本森林療法研究會」將辦理的活動命名為「大家的森林」。

上原巖於第120次日本森林學會大會發表〈活用近旁閒置林，建構勞動療法〉演講集。

上原巖發表《森林療法最前線》。

2010上原巖和松喬和彥醫師將日本森林療法研究會改稱為「日本森林保健學會」（The Society of Forest Amenity and Human Health Promotion in Japan）。

2010~2012台灣行政院農委會林務局羅東林管處委託馬偕醫學院，由林一真、申永順和中興大學廖天賜教授合作進行研究森林益康的研究。

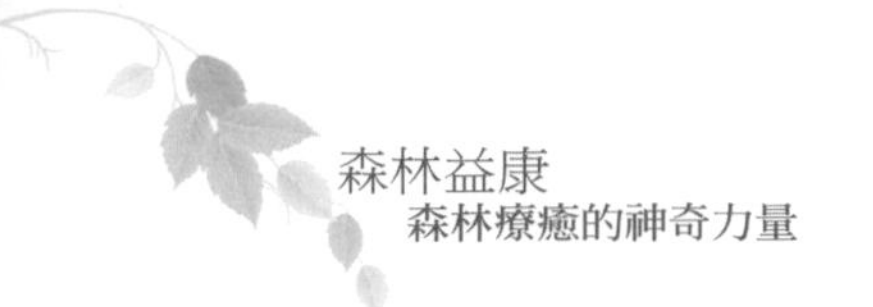


2011日本醫師今井通子和李卿等學者成立「國際自然與森林醫學會」。

上原巖教授在德國舉行「大家的森林」活動。

東京大學成立「富士森林治療研究所」。

2012馬偕醫學院真愛森林啟用。

日本森林保健學會出版上原巖主編的《回復之森》

美國〈紐約時報〉（*New York Times*）出版李卿主編的《森林醫學》。

2013 張老師文化出版上原巖編著的《樂活之森》和《療癒之森》中文版，上原巖來台發表新書，並參觀馬偕醫學院真愛森林。

《森林醫學》在北京出版簡體中文翻譯本。

2015馬偕醫學院校長魏耀揮及林一真赴東京參加6月「2015日本森林保健學會年會」。

台灣大學森林環境暨資源學系袁孝維、余家斌教授與林務局主管和同仁楊瑞芬、朱懿千、鄭雅文、黃速汝、陳盈甄及馬偕醫學院林一真組成「森林治療開路先鋒團」，於8月下旬赴日參訪上原巖和李卿，並觀摩松原村等森林療法研究及實務。

2016 「台灣森林療癒開路先鋒團」參訪馬偕醫學院真愛森林，並與魏耀揮、申永順和森林步道設計專家呂兆良討論台灣森林保健之推動。

附錄五

# 益康森林量表

林一真編製　請尊重智慧財產

這套量表主要是讓我們評估森林適合作為益康環境的程度和特色。甲卷「生命樹量表」，以「生命樹」的理念提供100個項目讓填答者作5點量尺的評定，反映森林環境對自己健康的幫助程度，總分越高代表此環境的益康效果越好。以生命樹分層次的分數也可以作為細部規劃益康環境的參考。

乙卷「森林環境評估表」以10組相對的形容詞，請填答者對森林環境作評定，再依形容詞的正負向作1到7分的計分，分數越高表示環境給自己的感受越正向。

這套量表經專家評定的內容效度良好，由實徵研究反映建構效度合理。對33位羅東林管處志工所作的信度研究，甲卷的Cronbach's $\alpha$為0.76，乙卷為0.63。量表項目具有合理的同質性及異質性。

丙卷「森林活動檢核表」為對森林環境可進行的活動作檢核。

丁卷「益康森林功能評估表」為對特定森林建議的益康用途、特色和改進的綜合評述。

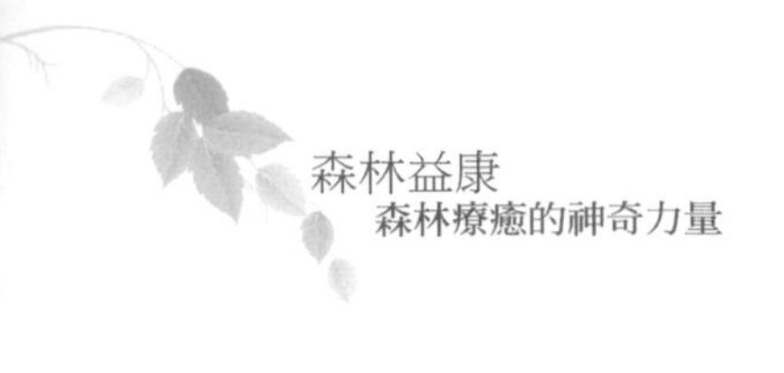



# 甲卷：生命樹量表

評估者 ____________

職　稱 ____________

地　點 ____________

日　期 ____________

※您認為這些原則如何？ 本園區是否具備這些特性？

請用1至5來表示本森林是否具備這些特性：5表示「優」、4表示「良好」、3表示「普通」、2表示「很少」、1表示「完全沒有 」，另外請用？表示「無法判斷 」。

## 一、 環境

本林區

### （一）氣候適中

1空氣新鮮（少汙染）

2空氣含豐富負離子

3空氣含氧夠

4溫度適中（全年能運用的季節較長）

5濕度適中（全年）

6風速適中（全年）

7陽光溫和

### （二） 有豐富的地理元素

8有水—溪、溫泉、瀑布或海（請圈選）

9有山、谷或平原

10有奇岩、巨木、瀑布或野鳥等特色（請圈選）

11有多樣的生物和生態

12有人文特色

### （三）植物

13有天然林

14有多樣植物種類，如落葉林、針葉林及闊葉林

15芬多精豐富

16樹型美

17樹圍大

18林床植物被率適中，不過密

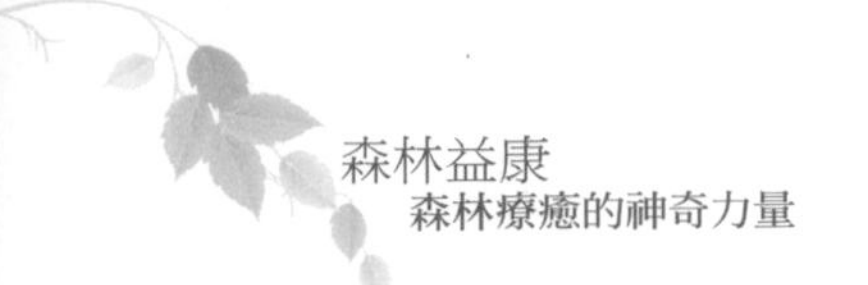



**（四）步道**

19步道平緩，一般人容易步行

20坐輪椅者可達林園的一部分

21坡度和緩，適合走路活動（約12.5度以下，不超過10%）

22步道的地形坡度有變化，可依益康需要作適當的規劃

23步道寬度約2公尺以上

24步道長短適中（一般約可在3小時內步行完成）

25有土徑，必要時加砂石、木皮、木屑、柏油、木棧道、止滑邊條或水泥止滑

26有安全舒適可坐或休息之處

27步道中有適當遮蔭

28有簡單運動的空間

29有可眺望風景的地點

30 步道通暢，不會通往死巷或無路的樹叢

**（五）具有適當功能的硬體設施/軟體**

31設有休息站，有廁所、洗手台及休息處

32有提供健康取向的飲食

33園區或鄰近地區有提供一般住宿

34設置保健室（有急救設施，可全天運用）

35提供戲水、腳底按摩、枝濰浴、手部浴、腳部浴或瀑浴等設施

36提供盥洗淋浴設施/SPA

37 自設或與鄰近醫院合作有醫療設施

38地區內有養生或療養設施（供預防或治療疾病）

39環境和設施可對人體施加多樣刺激（提供運動設施）CK校長

**（六）管理良好**

40園區整潔衛生

41設施功能良好

42外部交通方便（有公共交通工具或停車區）

43內部交通方便（如有緊急事件，容易運輸）

**（七）提供益康服務**

44提供健康量測

45提供運動、養生休閒活動或植物益康的研習課程（含創作藝術、懷舊、說故事、運動、演講、參觀、討論、演練）

46提供專業益康諮詢

47提供專業身體療養、心理或靈性諮商服務（含芳香療法、敘事、按摩）

48讓人可以參與整理維護園區的活動

## 二、滿足人與環境的健康需求

滿足生理需求－提供豐富而不具侵犯的感官刺激

**（一）五覺森林（林園）**

49視覺－可看美麗的顏色

50聽覺－寧靜，少聽到人或交通噪音

51可聽到水、鳥、風或蟲鳴等自然聲音

52觸覺－可碰觸不同質地的植物、石、流水、溫泉、泥土

53嗅覺－聞到植物美好的芳香

54味覺－有可食用的花、果、葉或餐點

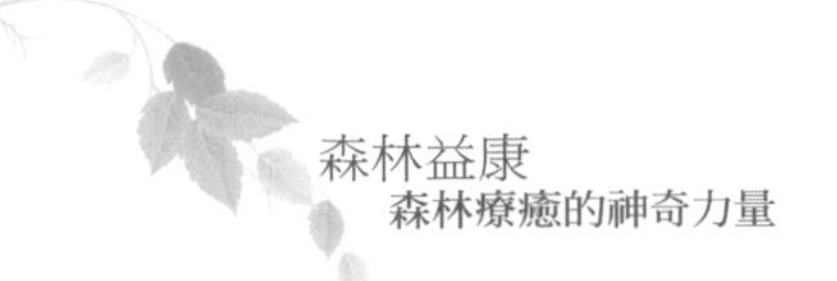


**（二）安全**

55設施（如座椅鞦韆等）安全，無銳角，堅固

56方向以地圖、文圖或標示牌指引清楚的標示地點

57設施適合不同身體狀況的使用者（如：洗手台的高度）

58步道旁少有容易引起過敏或有毒的植物

59有避風雨處

60地面安全，不會崩塌

61步道有扶手/欄杆

62在適當地點有錄影、緊急救護或求助設置

63步道中沒有懸枝或倒木，減少意外

64有環狀迴路步道：在林園內，往前可以走回原出發點

65有提醒安全的告示牌（防滑、動物出沒、有毒植物、防火和防跌）

**（三）歸屬**

66有二人以上相處空間

67適合不同年齡的親友同遊

68鼓勵在地人士來參與規劃、使用、管理或維護

**（四）尊重**

69提供可安靜獨處空間

70尊重身心受挑戰或弱勢者的使用權益

71尊重園區基地原有多樣性的生物

72容許在園區中恰當地表達具有個人化的意義的方式（如:寫心願卡或祝福卡）

73提供選擇（如：規劃不同型態的空間，可去不同的地方）

74服務人員態度良好，尊重人

**（五）喜樂**

75提供嬉戲空間，使人享受玩耍的趣味

76創造驚喜、幽默

**（六）秩序**

77清潔和維護管理良好

78可由不同角度看不同的風景

**（七）認知**

79有解說植物或動物的告示牌、圖文單張或網站

80有團體學習的空間

81有提供益康資訊的摺頁、書刊

82有提供生態導覽

83有融合本土文化元素的設計

84有提供森林/園藝益康導覽

**（八）經濟**

85可製作或租售與植物相關的產品

86可收門票、出租園地或提供與植物有關的服務等，增加經濟營收

87可帶動社區經濟，共榮共生

**（九）美**

88植物健康，欣欣向榮

89景色美麗

90設施運用大自然的元素（水、石頭、木材、貝殼、光的變化）

91鼓勵欣賞或創作和自然有關的藝術或詩文

92藝術或設施裝置不易引起負向情緒反應

93可從室內看到室外林園景色

**（十）自我實現**

94可創造成功經驗，增加獨立感、能力感

95提供適度的安全挑戰，增加克服困難的成就感

96可讓人動手操作，有所貢獻（如：整理森林環境、煮蛋及手工藝術）

**（十一）靈性**

97可催化領悟人生哲理

98可催化天人合一、與人和解或自我接納的感受

99有珍愛大地和環保的設計（如回收雨水或生物資源再利用）

100栽種或維護與宗教信仰有關的植物

# 乙卷：森林環境評估表

評估者 ____________

職　稱 ____________

地　點 ____________

日　期 ____________

說明：
請在下列各題兩個形容詞之間以0至3選一個您覺得最適合描述所處的環境。
例如：倘若您覺得這個環境是非常狹窄，請圈選靠近「狹窄」的3。

寬廣的　|——|——|——|——|——|——|　狹窄
　　　　3　2　1　0　1　2　3

我覺得剛才的活動環境是：（每題請圈選一個數字）

1.寬廣的　|——|——|——|——|——|——|　狹窄
　　　　3　2　1　0　1　2　3

2. 愉快的　|——|——|——|——|——|——|　不安
　　　　3　2　1　0　1　2　3

3. 美麗的　|——|——|——|——|——|——|　不美麗的
　　　　3　2　1　0　1　2　3

4. 令人安心的　|——|——|——|——|——|——|　令人不安的
　　　　3　2　1　0　1　2　3

5. 熟悉的　|——|——|——|——|——|——|　陌生的
　　　　3　2　1　0　1　2　3

6. 人工的　|——|——|——|——|——|——|　自然的
　　　　3　2　1　0　1　2　3

7. 有魅力的　|——|——|——|——|——|——|　沒魅力的
　　　　3　2　1　0　1　2　3

8. 我沒有能力在此活動的　|——|——|——|——|——|——|　我有能力在此活動的
　　　　3　2　1　0　1　2　3

9. 能提供足夠活動的空間　|——|——|——|——|——|——|　不能提供足夠活動的空間
　　　　3　2　1　0　1　2　3

10.整齊的　|——|——|——|——|——|——|　不整齊的
　　　　3　2　1　0　1　2　3

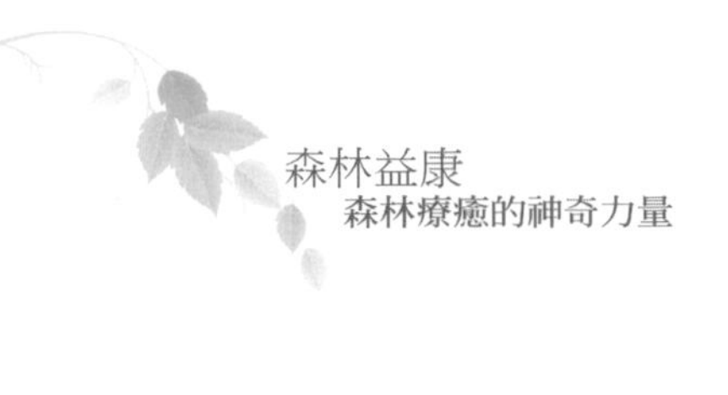



# 丙卷—森林益康活動檢核表

評估者 ____________

職　稱 ____________

地　點 ____________

日　期 ____________

請勾選(V)出本森林園區適合推動的益康活動。

| 適合 | 題數 | 勾選 | 內容 | 小計 |
| --- | --- | --- | --- | --- |
| 運動 | 1 | | 散步/快走 | |
| | 2 | | 慢跑 | |
| | 3 | | 打拳、瑜珈、作韻律操等輕鬆運動 | |
| | 4 | | 其他（騎自行車等） | |
| 休閒 | 1 | | 採集和觀察昆蟲 | |
| | 2 | | 玩遊戲 | |
| | 3 | | 賞鳥 | |
| | 4 | | 賞花 | |
| | 5 | | 賞樹 | |
| | 6 | | 觀星 | |
| | 7 | | 玩水/泡腳 | |
| | 8 | | 睡午覺或小歇 | |
| | 9 | | 洗溫泉 | |
| | 10 | | 其他 | |
| 勞動 | 1 | | 撿/搬運落葉、碎枝和木柴 | |
| | 2 | | 撿或搬石頭 | |
| | 3 | | 修剪樹枝/鋸木/劈材 | |
| | 4 | | 整理可以勞動、走路和休憩的場地 | |
| | 5 | | 製作窯灶或花壇 | |
| | 6 | | 其他 | |

| 適合 | 題數 | 勾選 | 內容 | 小計 |
|---|---|---|---|---|
| 農事園藝 | 1 | | 種植樹木 | |
| | 2 | | 種植花/草/香草 | |
| | 3 | | 稻、麥、菇類和茶 | |
| | 4 | | 其他 | |
| 藝術 | 1 | | 製作工藝品<br>（鑰匙圈、拐杖、椅子、扶手、鳥巢箱口笛等） | |
| | 2 | | 製作植物精油 | |
| | 3 | | 演奏音樂/表演戲劇 | |
| | 4 | | 寫生/攝影 | |
| | 5 | | 藝術創作（設計花藝/陶藝等） | |
| 烹飪 | 1 | | 運用當地食材調製風味餐 | |
| | 2 | | 作麵條 | |
| | 3 | | 醃漬食物 | |
| | 4 | | 其他 | |
| 教育 | 1 | | 森林幼稚園或小學 | |
| | 2 | | 開發養生課程 | |
| | 3 | | 研習森林益康 | |
| | 4 | | 歷史、參與民俗與森林結合的體驗 | |
| | 5 | | 搭建簡易森林休閒運動設施 | |
| | 6 | | 由感官繪製森林地圖（味道、顏色⋯） | |
| | 7 | | 其他 | |
| 全人養生 | 1 | | 按摩 | |
| | 2 | | 芳香治療 | |
| | 3 | | 藝術治療 | |
| | 4 | | 健康諮詢 | |
| | 5 | | 靈性靜心 | |
| | 6 | | 心理諮商 | |
| | 7 | | 其他（冒險治療、遊戲治療⋯） | |

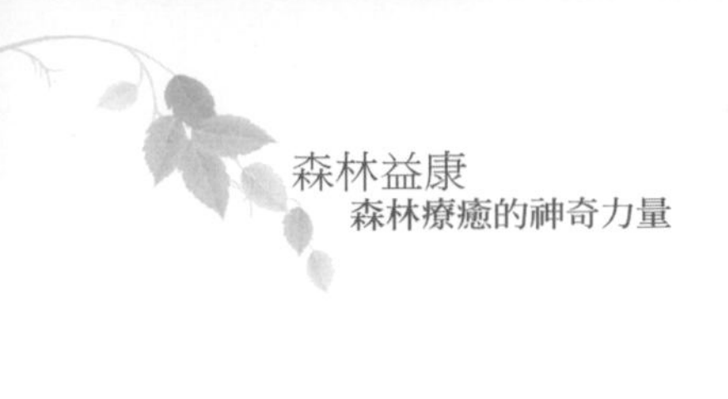


# 丁卷—益康森林功能評估表

評估者 ____________
職　稱 ____________
地　點 ____________
日　期 ____________

| 名稱 | 森林保健 | 森林休養 | 森林療養／療育 |
| --- | --- | --- | --- |
| 目的 | 保養／養生 | 預防疾病 | 療養／照護／復建 |
| 參與者 | 一般健康人 | 有輕微身心症狀的人／學生 | 有疾病、身心障礙的人 |
| 益康策略 | 自我管理 | 諮詢輔導/教育 | 醫師處方／護理師／治療師指導 |
| 適合度 | □非常不適合<br>□不適合<br>□普通<br>□很適合<br>□非常適合 | □非常不適合<br>□不適合<br>□普通<br>□很適合<br>□非常適合 | □非常不適合<br>□不適合<br>□普通<br>□很適合<br>□非常適合 |
| 本森林的特色 | | | |
| 改進展望 | | | |

## 延伸閱讀

《植物的療癒力量：園藝治療實作指南》，米契爾・修森著，心靈工坊，2009。
《走進園藝治療的世界》，黃盛璘著，心靈工坊，2007。
〈馬偕真愛森林三部曲〉，《馬偕醫學院人文論叢》，林一真著，馬偕醫學院編，2013。
《療癒之森：進入森林療法的世界》，上原巖著，姚巧梅譯，張老師文化，2013。
《樂活之森：森林療法的多元應用》，上原巖審訂；日本森林保健學會編著，姚巧梅譯，張老師文化，2013。
《森林治療評估準則之建立與示範推動工作之研析與規劃》，林一真、申永順、廖天賜著，行政院農委會林務局羅東林區管理處，2010、2011、2012。
《雲煙山林話太平》，行政院農業委員會林務局羅東林區管理處，2011。
《益康花園：理論與實務》，Clare Cooper Marcus、Marni Barnes著，郭乃文總校閱，五南文化，2008。
《園藝治療效益評估及活動設計》，張俊彥，中華民國人與植物學會，2008。
《蘭陽山林步道情》，行政院農業委員會林務局，2008。
《太平山的故事：口述林業歷史》，行政院農業委員會林務局，2006。
《森林保健論（上）（下）》，林文鎮著，中華造林事業協會，2000、2001。
《森林的健康學》，岩崎輝雄著，呂錦明譯，中國造林事業協會，1989。
《台灣六記》，Mackay, G. L，台灣銀行經濟研究室，1901。
『森林療法ハンドブック』，降矢英成，東京堂出版，2005。
Li Q, Otsuka T, Kobayashi M, Wakayama Y, Inagaki H, Katsumata M, Hirata Y, Li Y, Hirata K, Shimizu T, Suzuki H, Kawada T, Kagawa T. Acute effects of walking in forest environments on cardiovascular and metabolic parameters. Eur J ApplPhysiol 2011 Nov;111(11):2845-53.
Kaplan,S.(1995)The restorative benefits of nature: Toward an integrative framework. Journal of Environmental Psychology,15:169-182.
Ulrich, R. S. (1984). View through a window may influence recovery from surgery.
Science, 224: 42-421.
Sebastian Kneipp
http://www.kneipp.com/kneipp_philosophy/sebastian_kneipp.html

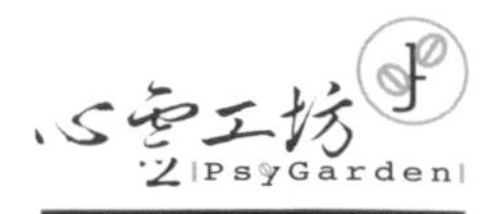


Living 025

# 森林益康

## 森林療癒的神奇力量

The Healing Power of Forests

作者：林一真

出版者—心靈工坊文化事業股份有限公司
發行人—王浩威　總編輯—王桂花
責任編輯—黃心宜　文稿協力—莊慧秋
內頁編排設計—董子瑈
通訊地址—10684台北市大安區信義路四段53巷8號2樓
郵政劃撥—19546215　戶名—心靈工坊文化事業股份有限公司
電話—02）2702-9186　傳真—02）2702-9286
Email—service@psygarden.com.tw　網址—www.psygarden.com.tw

製版・印刷—中茂製版印刷股份有限公司
總經銷—大和書報圖書股份有限公司
電話—02）8990-2588　傳真—02）2990-1658
通訊地址—248台北縣五股工業區五工五路二號
初版一刷—2016年4月　初版二刷—2020年10月
ISBN—978-986-357-061-5　定價—400元

本書版稅捐贈馬偕醫學院



國家圖書館出版品預行編目資料

森林益康：森林的療癒力量／林一真著.
-- 初版. -- 臺北市：心靈工坊文化，2016.04
面；公分. --（LV；25）
ISBN 978-986-357-061-5（平裝）
1.自然療法 2.森林
418.96　105005669

心靈工坊 PsyGarden 書香家族 讀友卡

感謝您購買心靈工坊的叢書，爲了加強對您的服務，請您詳填本卡，
直接投入郵筒（免貼郵票）或傳眞，我們會珍視您的意見，
並提供您最新的活動訊息，共同以書會友，追求身心靈的創意與成長。

**書系編號**— Living 025　　**書名**— **森林益康** 森林療癒的神奇力量

姓名　　是否已加入書香家族？□是 □現在加入

電話 (O)　　(H)　　手機

E-mail　　生日　　年　　月　　日

地址 □□□

服務機構　　職稱

您的性別—□1.女 □2.男 □3.其他

婚姻狀況—□1.未婚 □2.已婚 □3.離婚 □4.不婚 □5.同志 □6.喪偶 □7.分居

請問您如何得知這本書？

□1.書店 □2.報章雜誌 □3.廣播電視 □4.親友推介 □5.心靈工坊書訊
□6.廣告DM □7.心靈工坊網站 □8.其他網路媒體 □9.其他

您購買本書的方式？

□1.書店 □2.劃撥郵購 □3.團體訂購 □4.網路訂購 □5.其他

您對本書的意見？

□ 封面設計　1.須再改進　2.尚可　3.滿意　4.非常滿意
□ 版面編排　1.須再改進　2.尚可　3.滿意　4.非常滿意
□ 內容　1.須再改進　2.尚可　3.滿意　4.非常滿意
□ 文筆／翻譯　1.須再改進　2.尚可　3.滿意　4.非常滿意
□ 價格　1.須再改進　2.尚可　3.滿意　4.非常滿意

您對我們有何建議？

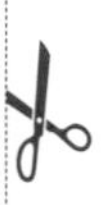

本人同意　　（請簽名）提供(真實姓名/E-mail/地址/電話等資料)，以作為心靈工坊(聯絡/寄貨/加入會員/行銷/會員折扣等)之用，詳細內容請參閱 http://shop.psygarden.com.tw/member_register.asp。

廣　告　回　信
台北郵政登記證
台北廣字第1143號
免　貼　郵　票

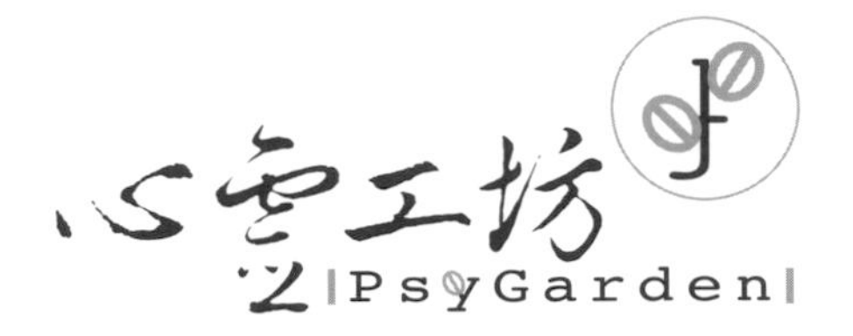


10684台北市信義路四段53巷8號2樓

讀者服務組　收

免　貼　郵　票

（對折線）

## 加入心靈工坊書香家族會員
## 共享知識的盛宴，成長的喜悅

請寄回這張回函卡（免貼郵票），
您就成爲心靈工坊的書香家族會員，您將可以——

⊙隨時收到新書出版和活動訊息

⊙獲得各項回饋和優惠方案